叩问疾病解密健康科

河南省医学会组织编写

丛书主编　刘章锁　王　伟

医生为您来解"压"

——高血压防治百问百答

本册主编　赵洛沙

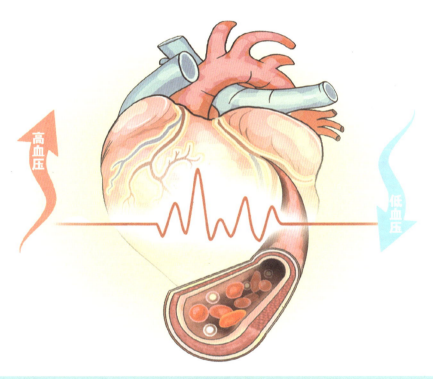

高血压

低血压

可听可读，图文并茂，精心呵护您的心血管

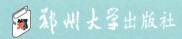

郑州大学出版社

图书在版编目（CIP）数据

医生为您来解"压"：高血压防治百问百答 / 赵洛沙主编. — 郑州：郑州大学出版社，2024.2
（叩问疾病解密健康科普丛书 / 刘章锁，王伟主编）
ISBN 978-7-5773-0193-8

Ⅰ.①医… Ⅱ.①赵… Ⅲ.①高血压—防治—问题解答 Ⅳ.① R544.1-44

中国国家版本馆CIP数据核字（2024）第 037199 号

医生为您来解"压"：高血压防治百问百答
YISHENG WEI NIN LAI JIEYA：GAOXUEYA FANGZHI BAIWEN BAIDA

策划编辑	赵秋民　李龙传		装帧设计	曾耀东
责任编辑	吕笑娟		插图设计	耀　东
责任校对	张　楠　张馨文		责任监制	李瑞卿

出版发行	郑州大学出版社		地　　址	郑州市大学路40号(450052)
出 版 人	孙保营		网　　址	http://www.zzup.cn
经　　销	全国新华书店		发行电话	0371-66966070
印　　刷	河南文华印务有限公司			
开　　本	710 mm×1 010 mm　1 / 16			
印　　张	10.5		字　　数	151 千字
版　　次	2024 年 2 月第 1 版		印　　次	2024 年 2 月第 1 次印刷

书　　号	ISBN 978-7-5773-0193-8		定　　价	59.00 元

编写委员会

叩问疾病解密健康科普丛书

名誉主编　阚全程

主　　编　刘章锁　王　伟

编　委（以姓氏笔画为序）

于建斌　王广科　刘宏建　刘章锁
孙同文　李修岭　谷元廷　宋永平
张凤妍　张守民　张国俊　张祥生
张瑞玲　陈小兵　郑鹏远　赵洛沙
秦贵军　高　丽　郭瑞霞　黄改荣
曹选平　董建增　滕军放

秘　书　刘东伟　潘少康

办公室

主　　任　王　伟

副 主 任　崔长征　胡建平

牵头单位　河南省医学会
　　　　　河南省医学会医学科学
　　　　　普及分会第四届委员会

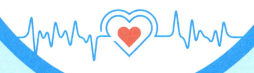

编写委员会

医生为您来解"压"

名誉主编　赵连友

主　　编　赵洛沙

副主编　李　平　杨　帆　肖凡凯

编　　委（以姓氏笔画为序）

马云龙　　西安交通大学第一附属医院
尹新华　　哈尔滨医科大学附属第一医院
牛晓琳　　第四军医大学唐都医院
田　刚　　西安交通大学第一附属医院
田　晶　　山西医科大学第一医院
司　瑾　　首都医科大学宣武医院
刘　越　　哈尔滨医科大学附属第一医院
刘小宁　　中国医学科学院阜外医院
刘梅林　　北京大学第一医院
李　平　　河南医学高等专科学校
李　萍　　南昌大学第二附属医院

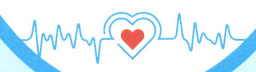

李　静　　首都医科大学宣武医院
杜佳丽　　北京大学第一医院
汪志超　　中山大学附属第一医院
肖凡凯　　郑州大学第一附属医院
杨　宁　　泰达国际心血管病医院
杨　帆　　郑州大学第一附属医院
赵洛沙　　郑州大学第一附属医院
赵连友　　第四军医大学唐都医院
徐园园　　泰达国际心血管病医院
陶　军　　中山大学附属第一医院
韩清华　　山西医科大学第一医院
蔡　军　　中国医学科学院阜外医院

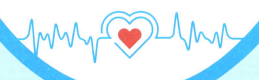

前 言

　　高血压是一种古老的病症，人类最早关于血压的描述来自《黄帝内经》。血压测量始于1773年，剑桥学者海耶斯（Stephen Hales）用一根管子在马的血管中测量到血压。至19世纪初，水银血压计测量血压成为常规临床实践操作的组成部分。然而，人们认识高血压的危害、确定降压获益的理念经历了漫长的路程。20世纪30年代血压增高仍被认为是"不需干预的机体重要代偿机制"，无论医生还是患者都不重视高血压。直至二战时期美国总统罗斯福因高血压脑出血死亡，震惊了医学界和公众。现如今，众多研究已证实高血压是"严重危害心、脑、肾、血管的进行性心血管综合征"，是严重威胁人类健康的"无声杀手"，我国每年因高血压死亡的人数近300万。

　　但是，高血压又是可防可控性疾病，早发现、早治疗，就可以明显降低心、脑血管疾病发生率，使亿万家庭摆脱亲人致死致残的风险和困扰。本书深入浅出地通过"基础篇""探秘篇""检查篇""危害篇""治疗篇""预防保健篇"6个部分，以问题形式解读了高血压防治的相关知识及最新研究进展，从患者常见的疑问出发，对高血压的诊断、治疗，以及不同人群、不同时期高血压的防治问题进行了解释。文字简洁、精准，插图精美、贴切，并配有朗读音频二维码，适合每一位关注高血压防治的读者。

编写这本书的本意为普及高血压防治知识，提高大众和高血压患者的自我保健意识和能力。本书作为读者朋友的"医学顾问"，指导您解开高血压的"魔咒"，远离高血压的困扰和危害，做好自己健康管理的第一责任人。

本书荟萃了众多知名学者的心血，是集体智慧的结晶，包含了编者多年的临床经验和健康管理心得。值此完成之际，向所有辛勤付出的专家们表示最诚挚的感谢！

鉴于高血压领域涉及的学科广泛，编写时间紧迫，书中难免会有疏漏和不完善之处，诚请读者批评指正。

赵洛沙

2024 年 1 月于郑州

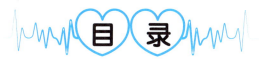

目　录

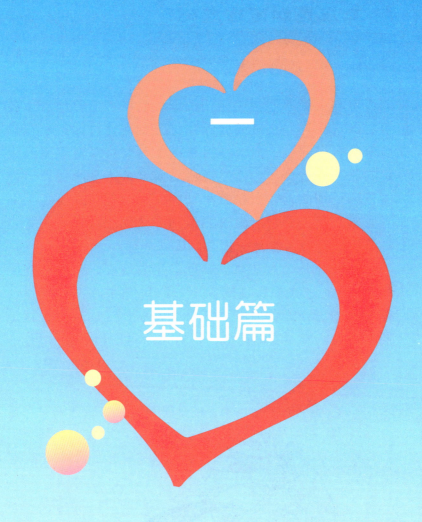

一

基础篇

01 血压是如何形成的？

　　心脏与血管之间为一密闭的循环系统，血管与身体各组织、器官相连。心脏的收缩和舒张推动血液通过血管输送到全身各个部位，血液在血管内流动时会对血管壁产生一定的压力，这个压力就是血压。血管分为动脉血管、静脉血管和毛细血管，所以就有动脉血压、静脉血压和毛细血管血压。我们通常所说的血压指的是动脉血压。血管收缩时血压就升高，血管舒张时血压就下降。

　　心脏收缩时，血液对动脉壁的压力最高，称为收缩压（SBP），就是我们所说的高压。心脏舒张时，血管弹性回缩，压力下降，此时的血压称为舒张压（DBP），就是我们所说的低压。收缩压减去舒张压所得的值就是脉压。

（赵洛沙）

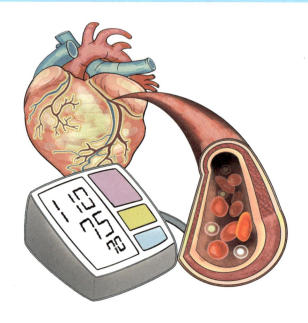

人的血压有变化吗？ 02

人的血压与体温一样并不是一成不变的，是周期性变化的。血压会随着季节变化而变化，冬季往往高于夏季。还会根据人体生物规律而变化，早晨起床后血压升高，在6—10点达到第1个高峰，随后有所下降，但白天基本处于相对较高的水平；下午4—6点出现第2个高峰，第2个高峰要低于第1个高峰；从下午6点开始血压逐渐下降，夜间处于较低水平，在午夜2—3点的时候最低，这就是所谓的昼夜规律呈现"两峰一谷"的现象。另外，血压还会受到运动、饮酒、吸烟、情绪等因素的影响而发生变化。

（李　平）

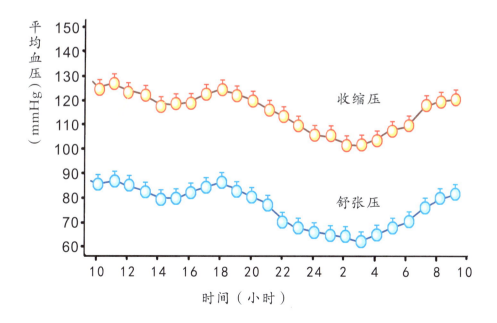

03 血压的正常值是多少？

血压常用的单位是毫米汞柱（mmHg），通常记录为收缩压/舒张压。正常理想的收缩压<120 mmHg，舒张压<80 mmHg，即正常血压<120/80 mmHg。血压（120~139）/（80~89）mmHg为正常高值血压；收缩压≥140 mmHg和（或）舒张压≥90 mmHg为高血压。血压低于90/60 mmHg时称为低血压。正常脉压为30~40 mmHg。

（杨　帆）

04 血压的高低与年龄有关系吗？

血压通常会随年龄增加而升高。老年人群中高血压患病率最高，半数以上的老年人患有高血压。调查显示，65~74岁、≥75岁的老年人高血压患病率分别为55.7%、60.2%，80岁以上老年人高血压的患病率接近90%。45~54岁、55~64岁人群高血压患病率分别为29.6%、44.6%。

18~24岁、25~34岁、35~44岁的青年人群高血压患病率分别为4.0%、6.1%、15.0%。我国中小学生的高血压患病率为14.5%。经过多时点测量血压得到的儿童高血压患病率为4%~5%。

（陶　军　汪志超）

高血压发病与性别有关系吗？ 05

不同年龄阶段的高血压患病率存在性别差异，成年人中男性和女性分别为 24.5% 和 21.9%。青年时，男性高血压患病率高于女性，随着年龄的增长，女性患病率超过男性。老年人群中，女性高血压患病率超过男性，男性患病率为 51.1%，女性患病率为 55.3%。男性在 45～54 岁时高血压患病率高，20～44 岁和 55～74 岁男女高血压患病率相当，但到 75 岁时，女性高血压患病率高。

（陶 军 汪志超）

高血压会影响寿命吗？ 06

高血压是常见的慢性病之一，是造成脑卒中、心肌梗死乃至心血管死亡的首要危险因素，严重影响高血压患者寿命。高血压通常是无症状的，因此称之为"沉默的杀手"。目前，我国心血管病死亡为城乡居民总死亡原因的首位，高于肿瘤及其他疾病。根据 2021 年《中国心血管健康与疾病报告》公布，2019 年农村、城市心血管病分别占死因的 46.74% 和 44.26%。每 5 例死亡中就有 2 例死于心血管病。

（陶 军 汪志超）

07　睡眠与高血压有关系吗？

　　睡眠不足易导致高血压，与每晚能睡7小时的女性相比，睡眠 ≤ 5小时的女性，高血压患病风险显著增加。正常情况下，人在夜间的血压低于日间水平，但睡眠不足或睡眠质量差，则会引起夜间血压水平升高，还会导致早晨的血压高峰提前出现，继而影响一整天的血压。而血压异常波动又会反过来影响睡眠质量，形成恶性循环。由此可见，高质量睡眠是稳定血压的一剂良药。对于爱美的女性朋友，更要保证充足的睡眠，既能美容养颜，还能预防高血压。

（杨　帆）

08　高血压患者能怀孕吗？

　　高血压患者怀孕后易发生重度子痫前期及多脏器损害，导致母婴出现严重的并发症，甚至危及母婴生命。

　　因此，高血压患者备孕时应到正规医院进行孕前咨询与评估，完善相关检查，在血压未控制到正常之前，应避免妊娠。建议患者血压控制在（130～140）/（80～90）mmHg 以内，治疗措施以改善生活方式和非药物干预为主。当改变生活方式不能有效控制血压时，及时到相关科室就诊，在医生指导下应用药物治疗。

（杨　宁　徐园园）

服药的高血压患者能哺乳吗？ 09

　　现有研究显示，几乎所有降压药物均会从乳汁排出，但排出量有所差异。因此，轻度高血压（<160/100 mmHg）患者可以暂不用药物治疗，在密切观察下哺乳数月，随后根据血压情况恢复降压药物治疗并停止哺乳。对于中重度高血压（≥160/100 mmHg）而必须接受药物治疗的哺乳期妇女，建议首选甲基多巴、肼苯哒嗪、普萘洛尔或拉贝洛尔，单药或联合治疗。利尿剂可减少泌乳量，不宜长期大剂量使用。普利类或沙坦类可能对婴儿肾脏发育产生不利影响，不宜选用。阿替洛尔、氯噻酮、可乐定、利血平可抑制乳汁分泌或对婴儿具有不利影响，也不宜用于哺乳期妇女。

（李　平）

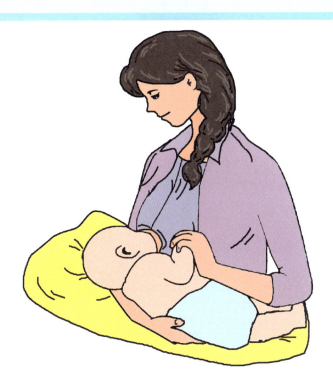

10 高血压发病与地区、种族有关系吗？

　　高血压患病率存在地区差异，南方发病率低于北方。我国湖南省高血压患病率最低（15.6%）。经济发展水平越高的地区，高血压患病率越高。农村地区居民的高血压患病率增长速度较城市快，2012 — 2015年农村地区的高血压患病率首次超越了城市地区（农村23.4%，城市23.1%）。

　　不同民族高血压的患病率有较大的差别，藏族（24.7%）、满族（20.5%）和蒙古族（17.6%）高血压的患病率较汉族（16.2%）高，而回族（16.0%）、苗族（7.7%）、壮族（11.8%）、布依族（12.4%）高血压的患病率均低于汉族人群。男性高血压患病率最高的两个民族为藏族（25.6%）和满族（23.1%），最低的两个民族为苗族（9.2%）和土家族（11.1%）；女性高血压患病率最高的两个民族也为藏族（24.0%）和满族（18.7%），而最低的两个民族为苗族（6.1%）和壮族（8.3%）。

　　　　　　　　　　　　　　　　（陶　军　汪志超）

什么是老年高血压？ 11

血压随年龄的增加而升高。老年高血压是指年龄≥65岁的人群，血压持续升高或非同日3次以上坐位收缩压≥140 mmHg和（或）舒张压≥90 mmHg。如果收缩压≥140 mmHg，而舒张压<90 mmHg，为老年单纯收缩期高血压。

（李　平）

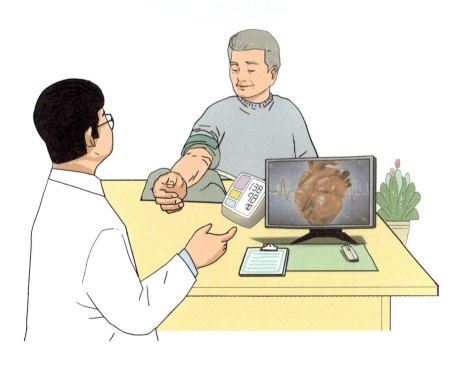

12 什么是儿童青少年高血压?

儿童青少年(18岁以下)高血压是采用同性别、同年龄、同身高者作为参考人群,以收缩压和(或)舒张压大于他们的第95百分位(P95)界值诊断。正常高值血压:P90~P95或≥120/80 mmHg。1级高血压:(P95~P99)+5mmHg。2级高血压≥P99+5mmHg。

我国学龄前儿童高血压发病率为2%~4%,学龄儿童高血压的患病率男生为16.1%,女生为12.9%,随年龄增长而逐渐升高。儿童青少年高血压发病率逐年增加,且增加了成年期心血管病、糖尿病、肾脏疾病等发病风险。

(李 平 肖凡凯)

13 什么是直立性低血压?

直立(体位)性低血压是一种血压调节异常的现象,是指从卧位改变为直立体位的3分钟内,收缩压下降≥20 mmHg或舒张压下降≥10 mmHg,同时伴有头晕、晕厥等脑循环灌注不足的症状。好发于老年人或身体虚弱的人群,可能与血压调节功能减退及患有某些疾病相关。

(杨 帆)

什么是妊娠期高血压疾病？ 14

妊娠期高血压疾病就是妊娠期间合并了高血压，患病率达5%~10%，其中70%是在妊娠期出现的高血压，其余的30%是在妊娠前就有高血压。妊娠期高血压疾病会增加胎盘早剥、脑出血、弥散性血管内凝血、急性肝功能衰竭、急性肾功能衰竭及胎儿宫内发育迟缓等并发症的发生风险，是孕产妇和胎儿死亡的重要原因之一。

妊娠期高血压疾病分为妊娠高血压、子痫前期/子痫、妊娠合并慢性高血压、慢性高血压并发子痫前期/子痫4种。经典类型妊娠高血压为妊娠20周后发生的高血压，不伴明显蛋白尿，分娩后12周内血压恢复正常。妊娠合并慢性高血压是指妊娠前即存在或妊娠前20周出现的高血压或妊娠20周后出现高血压而分娩12周后仍持续血压升高。子痫前期是指妊娠20周以后出现新发高血压和蛋白尿，并可出现头痛、眼花、恶心、呕吐、上腹不适等症状。子痫是指子痫前期妇女发生不能用其他原因解释的抽搐。

（杨　宁　徐园园）

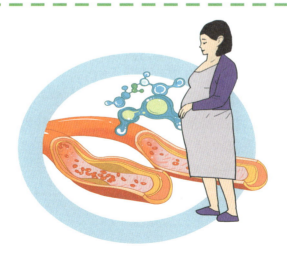

15　什么是餐后低血压？

餐后低血压是常见于老年人的一种血压异常，是指进餐后2小时内收缩压下降 ≥ 20 mmHg 或餐前收缩压≥100 mmHg、餐后收缩压＜90 mmHg，并在进餐后出现头晕、晕厥、心绞痛等低血压相关的症状。与自主神经功能失调及进餐后消化时内脏血积聚的压力反射代偿受到损害有关。

（杨　帆）

16　什么是肾实质性高血压？

肾实质性高血压指由原发性或继发性肾实质病变引起的高血压，是最常见的继发性高血压。常见的原发性肾疾病：急慢性肾小球肾炎、慢性肾盂肾炎、先天性肾病变（多囊肾、马蹄肾、肾发育不全）、肾结核、肾肿瘤。常见的继发性肾疾病：结缔组织病、糖尿病肾病、肾淀粉样变、放射性肾炎、创伤和泌尿道阻塞所致的肾病变等。

（李　萍）

什么是肾血管性高血压？ 17

　　肾血管性高血压是由一侧或者两侧肾动脉发生狭窄或阻塞引起的高血压。当肾动脉狭窄≥70%，狭窄远、近端收缩压差 > 30 mmHg 时才会引起肾血管性高血压。如果能及时解除肾动脉狭窄或阻塞，血压往往可以恢复正常。常见的病因：动脉粥样硬化（老年多见）、大动脉炎（青年多见）、肌纤维发育不良等。

（李　萍）

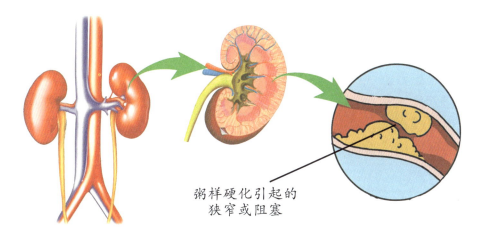

粥样硬化引起的
狭窄或阻塞

18 什么是原发性醛固酮增多症？

　　原发性醛固酮增多症是肾上腺皮质分泌过量的醛固酮激素，引起以高血压、正常血钾或低血钾、低血浆肾素活性、高血浆醛固酮水平为主要表现的临床综合征，是临床上最常见的，也是可控制或可治愈的一种继发性高血压。常见的病因为单侧或双侧肾上腺皮质球状带增生及肾上腺腺瘤，少见病因为遗传缺陷所导致的糖皮质激素可调节的醛固酮增多症、肾上腺皮质癌等。

（李　萍）

19 什么是嗜铬细胞瘤？

　　嗜铬细胞瘤是由嗜铬细胞所形成的肿瘤，大多来源于肾上腺髓质，少数来源于肾上腺外的嗜铬细胞，可过度分泌儿茶酚胺（去甲肾上腺素、肾上腺素、多巴胺等血管活性物质），引起患者出现持续性或阵发性高血压、头痛、多汗、心悸及代谢紊乱症状，并可造成心、脑、肾等脏器严重并发症。临床表现复杂多样，诊断难度较高。该肿瘤所致高血压是一种较罕见的继发性高血压，各年龄均可发生，但以中、青年居多。

（李　萍）

什么是白大衣高血压？ 20

在诊室内血压升高，而在诊室外测量血压正常的情况称为白大衣高血压。白大衣高血压发展为持续性高血压的风险比血压正常者高2~3倍。多见于女性、年轻人、体形瘦小及病程较短、病情较轻的患者。非同一时间2次以上诊室收缩压≥140 mmHg和（或）舒张压≥90 mmHg，而在家中自测血压或24小时动态血压监测时血压正常，排除其他继发性高血压可诊断为白大衣高血压。可能原因为见到穿白大衣的医生后精神紧张导致血压升高。此类人群应加强随访，推荐每年进行1次动态血压监测并进行生活方式干预。

（杨　帆）

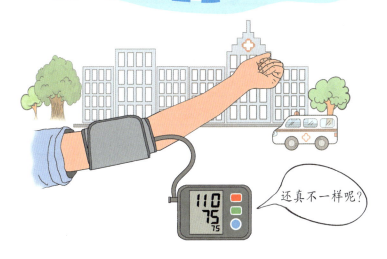

21 什么是库欣综合征?

　　库欣综合征又叫作皮质醇增多症,多见于女性患者,指由多种原因引起肾上腺皮质分泌过多糖皮质激素(主要是皮质醇)所导致的一系列表现:满月脸、多血质、向心性肥胖、紫纹、痤疮、糖尿病倾向、高血压、骨质疏松等。

(李　萍)

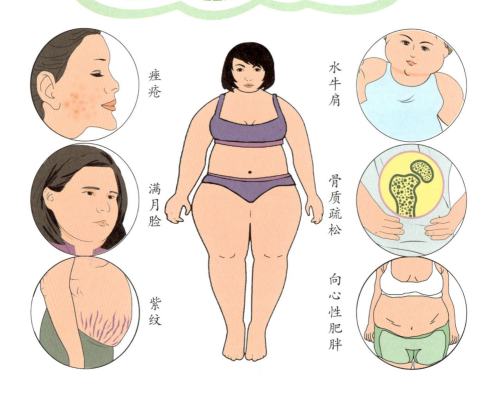

痤疮　满月脸　紫纹　水牛肩　骨质疏松　向心性肥胖

什么是高血压急症？ 22

高血压急症是指原发性或继发性高血压患者在某些诱因作用下，血压在数小时或数天的短时间内突然和显著升高（一般超过 180/120 mmHg），同时伴有进行性心、脑、肾等重要靶器官功能不全的表现。包括高血压脑病、高血压伴脑出血或蛛网膜下腔出血、脑梗死、心力衰竭、不稳定型心绞痛、急性心肌梗死、主动脉夹层、嗜铬细胞瘤危象、围手术期高血压、子痫前期或子痫等。

（田　刚　马云龙）

什么是高血压亚急症？ 23

高血压亚急症是指血压显著升高但不伴急性靶器官损害。患者可以有血压明显升高造成的症状，如头痛、胸闷、鼻出血、烦躁不安等。多数患者服药依从性不好或治疗不足。区别高血压急症与高血压亚急症的唯一标准，并非血压升高的程度，而是有无新近发生的急性进行性的靶器官损害。

（杨　帆）

24　什么是难治性高血压?

在改善生活方式的基础上,使用足够剂量且合理搭配的3种抗高血压药物(包括利尿剂),血压仍不能控制为<140/90 mmHg,或服用4种或4种以上降压药物血压才能有效控制,称为难治性高血压。难治性高血压诊断还需配合采用诊室外血压测量,比如家庭血压测量及动态血压测量结果,以排除白大衣血压效应以及假性高血压。难治性高血压诊断的确立还应排除继发性高血压。

(杨　帆)

25　什么是围手术期高血压?

围手术期高血压是指从确定手术治疗到与本手术有关的治疗基本结束期间内,患者的血压升高幅度大于基础血压的30%,或收缩压≥140 mmHg和(或)舒张压≥90 mmHg。围手术期高血压会明显增加心、脑血管事件发生率及死亡率。

(田　刚　马云龙)

什么是主动脉夹层？ 26

　　主动脉夹层又叫作主动脉夹层动脉瘤，是指主动脉内膜撕裂后血管腔内的血液通过内膜破口进入动脉壁中层形成夹层血肿，并沿血管长轴方向扩展，形成动脉真、假腔病理改变的严重主动脉疾病。高血压是发生主动脉夹层最主要的危险因素，有50%～70%的主动脉夹层患者伴有高血压。

（杨　帆）

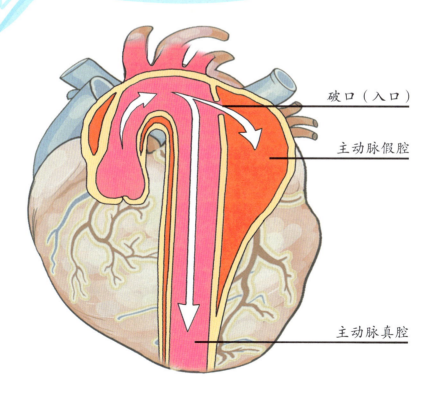

破口（入口）

主动脉假腔

主动脉真腔

27 肿瘤与高血压有关系吗？

答案是有关系。

（1）高血压是肿瘤发生的危险因素，血压每升高 10 mmHg，男性癌症的发病率会增加，而女性则不明显。但是，无论男女，血压的升高均与癌症的死亡率相关。

（2）高血压可参与肿瘤的发生发展。

（3）肥胖、糖尿病、血脂升高、吸烟、饮酒、不良饮食习惯、体力活动过少等是高血压与肿瘤相同的危险因素。

（4）高血压可通过肾素–血管紧张素–醛固酮系统参与肿瘤发生。

（5）抗肿瘤的化疗药、靶向药、激素类药和放射治疗可引起高血压。

（肖凡凯）

28 温度变化与高血压发生有关系吗？

环境温度每升高 10 ℃，收缩压降低 0.74 mmHg，舒张压降低 0.60 mmHg；环境温度每降低 10 ℃，收缩压升高 6.9 mmHg，舒张压升高 2.9 mmHg，新发现的高血压患病率升高 14.1%，而在预先诊断的高血压患者中，高血压控制率降低 13.0%。北方冬季是心脑血管疾病的高发期，因此，冬季要注意保暖，尤其是对于高血压患者，更要引起重视，以免发生危险。

（李 平　肖凡凯）

噪声与高血压发生有关系吗？ 29

噪声在一定条件下会对人体产生不良影响，不仅引起听力损伤，还可以引起高血压。在 100 分贝强度下 10 分钟，肾上腺激素分泌增多，引起交感神经兴奋。噪声每增加 13 分贝会使人的舒张压升高 6 mmHg。夜间睡眠时周围环境噪声超过 55 分贝的居民患高血压的风险要比在 50 分贝以下的居民高 1 倍。夜间开窗睡觉的居民高血压发生风险增加。

（李　平　肖凡凯）

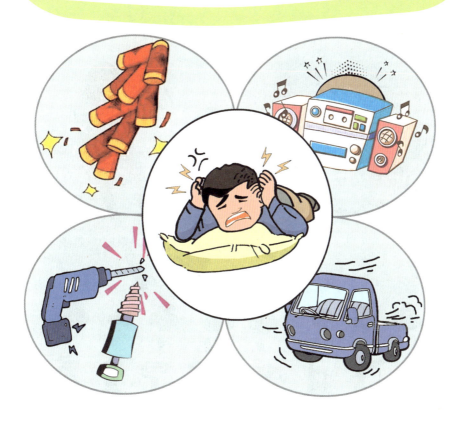

30 大气污染与高血压发生有关系吗?

空气中污染物的含量与当地高血压的水平呈直接相关,空气污染严重地区人群患高血压和糖尿病的概率更高。PM 2.5浓度是高血压的危险因素,PM 2.5浓度每增加10微克/立方米,人均收缩压升高 1.30 mmHg,舒张压升高 1.04 mmHg,高血压发生风险增加14%。

（李　平　肖凡凯）

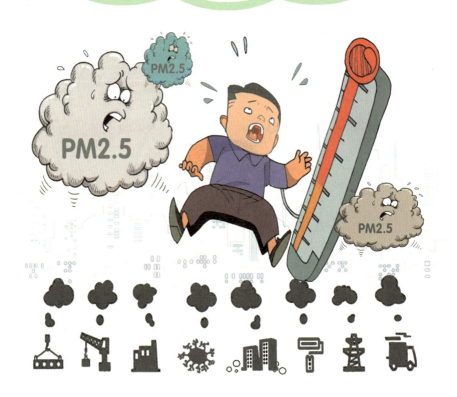

职业与高血压发生有关系吗？ 31

　　职业和环境与高血压的发生有一定关系，在不同职业中高血压的患病率有较明显差异。工作繁忙而又紧张、注意力需要高度集中、体力活动较少的职业，尤其是以脑力劳动为主的职业人员，如飞行员、医生、教师、司机、会计、售票员、报务员等高血压的患病率高。

（李　平　肖凡凯）

什么是阻塞性睡眠呼吸暂停综合征？ 32

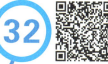

　　阻塞性睡眠呼吸暂停综合征（OSAS）是继发性高血压的重要发病原因，由于上气道和下气道的阻力增加，睡眠期间咽部肌肉塌陷，造成患者反复出现呼吸暂停或口鼻气流量明显减少，达到口鼻气流中断 ≥ 10秒或口鼻气流量减少 ≥ 50%，并伴血氧饱和度下降 ≥ 4%。诊断 OSAS 的"金标准"是多导睡眠监测。

（李　平　肖凡凯）

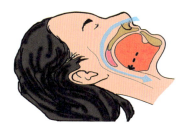

正常的呼吸
气道通畅，空气流动自如

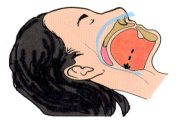

睡眠呼吸暂停
气道遭塌陷堵塞，空气无法流动

33 打呼噜与高血压发生有关系吗?

如果您或您的家人出现睡觉打呼噜、白天精神差,合并有体形肥胖、颈部粗短,要及时到医院就诊,检测血压并进行相关检查,看是否患了阻塞性睡眠呼吸暂停综合征(OSAS)。OSAS患者中50%~60%合并有高血压。

(李 平)

34 如何对血压水平进行定义和分类?

血压水平的定义和分类(18岁以上)

类别	收缩压/ mmHg		舒张压/ mmHg
正常血压	<120	和	<80
正常高值	120~139	和(或)	80~89
高血压	≥140	和(或)	≥90
1级(轻度)	140~159	和(或)	90~99
2级(中度)	160~179	和(或)	100~109
3级(重度)	≥180	和(或)	≥110
单纯收缩期高血压	≥140	和	<90

注:18岁以上成人,未服抗高血压药物的情况下,非同日3次测量上肢血压,收缩压≥140 mmHg和(或)舒张压≥90 mmHg为高血压。患者收缩压与舒张压属不同级别时,应按两者中较高的级别分类。

(赵洛沙 李 平)

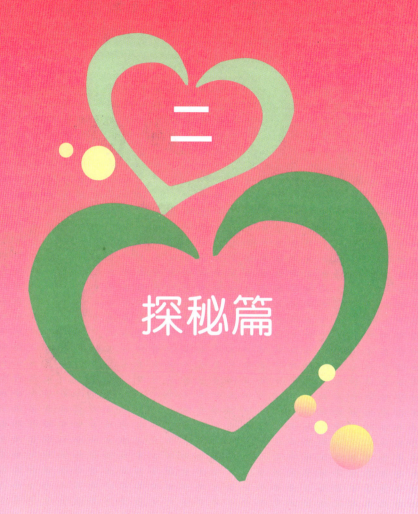

二

探秘篇

01 引起高血压的危险因素有哪些？

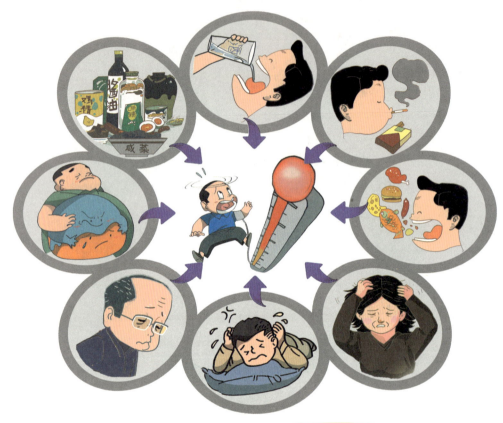

　　高血压是一种多因素疾病，引起高血压的危险因素包括高盐饮食、超重（肥胖）、过量饮酒、长期精神紧张、吸烟、缺乏运动等不健康饮食和生活习惯，遗传因素，大于 55 岁的男性，更年期后的女性，高脂血症、糖代谢异常等也与高血压有关。

（杨　帆）

高血压患者有哪些表现？ 02

　　高血压的症状因人而异。早期可能无症状或症状不明显，常见的有头晕、头痛、疲劳、乏力等，仅仅会在劳累、精神紧张、情绪波动后发生血压升高，并在休息后恢复正常。随着病程延长，血压明显持续升高，逐渐会出现各种症状。但高血压病常见的临床症状多无明显特异性，有头痛、头晕、注意力不集中、记忆力减退、肢体麻木、夜尿增多、心悸、胸闷、乏力等。高血压的症状与血压水平有一定关联，多数症状在紧张或劳累后可加重，清晨活动后血压可迅速升高，导致心脑血管事件发生。

　　当血压突然升高到一定程度时会出现剧烈头痛、呕吐、心悸、眩晕等症状，严重时会发生神志不清、抽搐，这属于高血压危象，多会在短期内发生严重的心、脑、肾等器官的损害和病变，如脑卒中、心肌梗死、肾功能衰竭等，需急诊处理。患者的症状与血压升高的水平并无一致的关系。

（蔡　军　刘小宁）

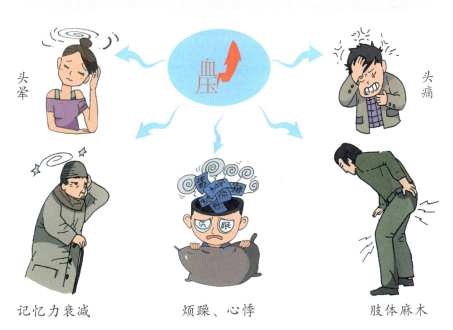

头晕　　　头痛

记忆力衰减　　　烦躁、心悸　　　肢体麻木

03 如何早期发现高血压？

　　血压正常的成人每年至少需要测量1次血压。到医疗机构就诊，不管看什么病，都要测量血压，以便能够早期发现高血压。

　　有头晕、头痛、眼花、耳鸣、失眠、心悸、气促、胸闷、肥胖、睡眠打鼾、乏力、记忆力减退、肢体无力或麻痹、夜尿增多、泡沫尿等症状，提示可能有血压升高，要尽快就诊。

　　如果有摄盐过多、进食高热量食物而缺乏活动所致的超重（肥胖）、长期过量饮酒、吸烟、缺乏运动、长期精神压力大、高血压家族史、男性 ≥ 55 岁及更年期后的女性等任一情况，建议每6个月测量1次血压，并改变不良生活方式，以预防高血压的发生。

（韩清华　田　晶）

04 为什么我在家里血压不高，一到医院就血压升高？

　　一些患者在诊所血压较高，而日间自测或24小时血压正常，这种情况称为"白大衣高血压"或"单纯性诊所高血压"。若患者多次诊所血压均 >140/90 mmHg 且24小时动态血压 <125/80 mmHg，即可诊断为白大衣高血压或单纯性诊所高血压。白大衣高血压并非少见（在一般人群中为10%），在诊室血压升高的人中其患病率高达30~40%（在高龄老年人中 >50%）。随着年龄增长，在女性和不吸烟的人中更为常见。应当通过重复诊室和诊室外血压测量来证实诊断，推荐用24小时动态血压监测和家庭自测血压两者来证实白大衣高血压。

（蔡　军　刘小宁）

收缩压和舒张压哪个更重要？ 05

关于收缩压和舒张压哪一个更重要，一直都存在争议。我们的血压是随年龄不断变化的，其中收缩压或许会随着年龄的增长而升高，但是舒张压却不一样。舒张压开始的时候也是随着我们的年龄在不断地升高，但是到了50、60岁的时候，它开始有所下降。而我们说的这种收缩压与舒张压的差值，也就是脉压，如果 > 60 mmHg 那也是非常危险的，提示血管硬化严重。舒张压过低会导致冠状动脉灌注不足。因此，不管是舒张压还是收缩压对高血压人群来说都同等重要，临床上中青年人多为单纯舒张期高血压，老年人多为单纯收缩期高血压。

年轻人群，舒张压升高对心血管疾病的预测价值高；50岁以上人群，收缩压的预测价值高。在任何时期，哪一个值比正常值高得越多，作用就越重要。

（蔡　军　刘小宁）

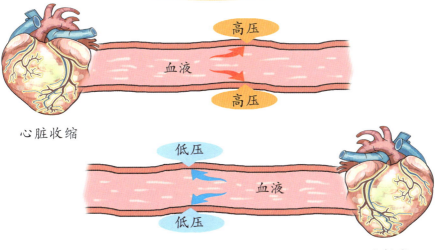

心脏收缩　高压　血液　高压

心脏舒张　低压　血液　低压

06 为什么我测的血压不高还要怀疑我有高血压?

有些患者诊室血压不高,但已出现高血压相关的靶器官损害,应怀疑有"隐蔽性高血压"。这些患者24小时动态血压监测或家庭自测血压时血压是升高的。隐蔽性高血压可见于约15%的诊室血压正常的人。高血压在年轻、男性、吸烟、体力活动水平较高、饮酒、焦虑和工作压力大的人中患病率较高。肥胖、糖尿病、慢性肾功能不全、有高血压家族史以及在诊室正常高值血压的人群中,隐蔽性高血压的患病率增高。推荐用24小时动态血压监测和家庭自测血压两者来证实。

（蔡　军　刘小宁）

07 哪些药物可以引起高血压?

引起高血压的常见药物如下。

（1）糖皮质激素类药物:强的松、地塞米松等。

（2）甲状腺激素类:甲状腺素片、左旋甲状腺素（优甲乐）等。

（3）非甾体类抗炎药物:消炎痛、保泰松等。

（4）避孕药物:含雌二醇、孕激素的药物。

（5）肾上腺素能药物:肾上腺素、去甲肾上腺素、利他林等。

（6）抗抑郁药:丙米嗪、阿米替林、多赛平、文拉法辛等。

（7）免疫抑制剂:主要是环孢素A。

（8）血管生成抑制剂:贝伐单抗、索拉菲尼等。

（9）中草药:甘草、麻黄等。

（李　平　肖凡凯）

确诊高血压后该怎么办？ 08

（1）确诊高血压后首先要进行生活方式干预。一旦确诊合并有靶器官损害或高水平心血管风险的患者应立即启动药物治疗，同时开展长期的生活方式干预。

（2）对初诊高血压患者或血压不稳定高血压患者，建议每天早晨和晚上测量血压，每次测2~3遍，取平均值；建议连续家庭自测血压7天，取后6天血压平均值。血压控制平稳且达标者，可每周自测1~2天血压，早晚各1次；最好在早上起床后服降压药，早餐前、排尿后、固定时间自测坐位血压。

（3）动态血压监测（ABPM）能检测出白大衣高血压和隐蔽性高血压，可鉴别出单纯夜间高血压或夜间血压极度下降的患者。

（蔡　军　刘小宁）

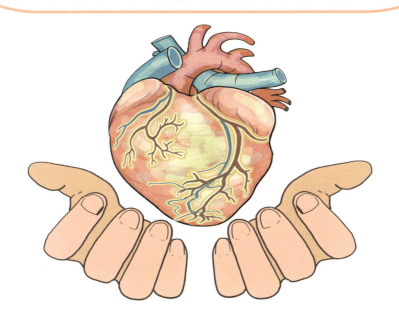

09 高血压患者的心率降到多少合适？

　　高血压患者的心率增快与微蛋白尿和主动脉僵硬显著相关，心率越快，寿命越短。安静状态下，心率>80次/分或24小时动态心电图平均心率>75次/分就应考虑给予干预治疗。高血压伴心力衰竭的患者，建议静息心率控制在<70次/分；高血压伴心房颤动的患者，建议将心室率控制在<110次/分；高血压伴冠心病的患者，建议静息心率控制在55~60次/分；高血压伴主动脉夹层的患者，建议心率控制在50~60次/分。高血压患者都要注意管理好自己的心率。

（杨　帆　肖凡凯）

10 儿童青少年高血压的影响因素有哪些？

　　（1）肥胖：是儿童青少年原发性高血压的第1位危险因素，蓄积于躯干和腹部的脂肪可增加高血压的患病风险。

　　（2）生活行为方式：摄入含糖饮料、蔬菜摄入量偏低、打呼噜、每天睡眠时间不足7小时均可增加高血压的患病风险。

　　（3）家庭：母亲文化程度在初中以下者孩子高血压的发病率是高中以上者的1.18倍。

　　（4）家族史：父母存在肥胖或高血压者，其子女发生高血压的风险增加。

（李　平　肖凡凯）

高血压会给心血管带来哪些风险？ **11**

　　高血压带来的心血管风险主要来自血压的升高，主要的心血管风险包括冠心病、卒中事件和心血管死亡。除此之外，高血压还与心力衰竭、主动脉瓣狭窄或其他心脏瓣膜疾病、心房颤动、主动脉硬化、主动脉夹层或主动脉瘤、终末期肾病及外周血管疾病相关。

　　收缩压每升高 10 mmHg，致死性心肌梗死发生风险增加31%。高血压患者心力衰竭的发生率为 28.9%。高血压患者心房颤动发病率为 34.6%。脉压（收缩压和舒张压之间的差值）每升高 20 mmHg，心房颤动发病率增加 26%。约半数外周动脉疾病患者存在高血压，并增加心血管事件和死亡风险。

　　　　　　　　　　　　　　　　　　　　（陶　军　汪志超）

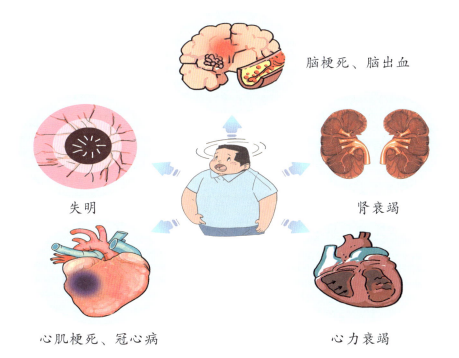

脑梗死、脑出血

失明

肾衰竭

心肌梗死、冠心病

心力衰竭

12 老年高血压有哪些特点？

（1）收缩压升高、脉压增大：老年人收缩压随年龄升高，舒张压在60岁后呈降低趋势，老年人的脉压可达50~100 mmHg。

（2）血压波动大：容易受各种因素如体位、进餐、情绪、季节或温度等影响。夏季血压低，冬季血压高；容易出现缺血症状，如头晕、心绞痛发作等。

（3）易发生直立性低血压：当高血压伴有糖尿病、低血容量，或使用利尿剂、扩血管药物及精神类药物时更容易发生。

（4）常合并餐后低血压：进餐后出现头晕、晕厥、心绞痛等低血压相关的症状。

（5）常见血压昼夜节律异常：表现为夜间血压下降幅度<10%（非杓型）或>20%（超杓型），甚至夜间血压反较白天升高（反杓型）。血压昼夜节律异常更易发生靶器官损害。

（6）常合并诊室高血压，易导致过度降压治疗。

（7）多种疾病并存、并发症多。

（8）易漏诊、误诊。

（刘梅林 杜佳丽）

青年高血压有哪些特点？ 13

　　高血压家族史、肥胖、饮酒、精神压力过大、睡眠减少、高脂血症是青年高血压主要的致病因素；动脉血管弹性较好，外周阻力未下降，以单纯舒张压升高为主；往往合并心率增快；超声心动图以向心性肥厚为常见的心脏损害；一种降压药效果往往不好，通常需要联合用药；对高血压知识缺乏，健康观念差，以为自己年轻，治疗依从性比较差，容易发生靶器官损害。

（杨　帆）

儿童青少年高血压有哪些特点？ 14

　　多数儿童青少年高血压表现为血压水平的轻度升高，通常没有不适感，除非定期体检测量血压，否则不易被发现。当儿童青少年血压明显升高时会有头晕、头痛及恶心呕吐等不适，需完善相关化验及检查明确是否为继发性高血压。研究显示，儿童青少年年龄越小，继发因素引起血压升高的可能性越大。

　　30%~40%的儿童青少年在被诊断为高血压的时候已经出现心、脑、肾等靶器官损害的早期改变，可完善心脏彩超、血管超声、肾功能等相关检查。

　　此外，儿童青少年高血压可持续至成年，在没有干预的情况下，约40%将发展为成年高血压。儿童青少年高血压者在成年后发生心血管疾病及肾疾病的风险明显增加。

（杨　宁　徐园园）

15 女性高血压有哪些特点？

　　女性血压受年龄、月经周期、生育、药物等多方面因素影响，比男性高血压复杂。成年女性早期收缩压低于男性，50岁以上女性高血压的发病率明显增加，60岁以后明显高于男性。血压随着月经周期的变化而波动，初潮年龄越早，高血压的危险性越高。初产妇年龄小于20岁或大于35岁、多胎妊娠、有妊娠高血压家族史的女性发生妊娠高血压的概率明显增加。与饮食关系密切，绝经后女性对盐敏感性增加，糖类和可乐类摄入与高血压发病有关。

（杨　帆）

16 哪些高血压患者需要监测动态血压？

　　需要进行动态血压监测的对象如下。

　　（1）诊室或家庭血压监测发现血压升高，给予2种以上药物足量治疗血压仍未达标。

　　（2）降压治疗后血压已达标，仍发生了脑卒中、心力衰竭、心肌梗死、肾功能不全等心脑血管并发症，或新出现了蛋白尿、左心室肥厚、腔隙性脑梗死等靶器官损害，或靶器官损害进行性加重。

　　（3）未服用降压药，诊室血压<140/90 mmHg，但家庭自测血压≥135/85 mmHg，或诊室、家庭自测血压在（120~139）/（80~89）mmHg，但出现了靶器官损害如蛋白尿、左心室肥厚、腔隙性脑梗死等，而并无糖尿病、血脂异常、吸烟等其他心血管危险因素者。

　　（4）新发现的诊室高血压。

　　（5）血压波动过大，或怀疑直立性低血压、餐后低血压、继发性高血压等患者。

（杨　帆）

肾血管性高血压的病因有哪些？ 17

引起肾血管性高血压的病因较多，其中81.5%的患者为肾动脉粥样硬化、12.7%为大动脉炎、4.2%为纤维肌性结构发育不良，其他如肾动脉血栓、粥样斑块栓塞、肾动脉夹层、肾动脉血管炎、肾动脉创伤、神经纤维瘤病、血栓闭塞性脉管炎、硬皮病、外源性压迫等为少见的病因，约占到1.6%。

（杨　帆　肖凡凯）

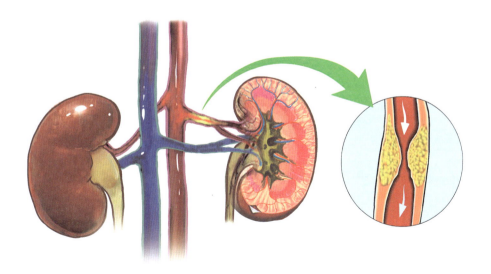

18 肾血管性高血压有哪些特点？

（1）高血压发病年龄＜30岁或＞55岁。

（2）合并低钾的高血压。

（3）有腹部血管杂音。

（4）急进性高血压，既往血压可控制，突然恶化，血压难以控制。

（5）难治性高血压。

（6）恶性高血压，患者病情难以解释的突然加重或出现一过性肺水肿。

（7）难以用其他原因解释的肾功能不全或非对称性肾萎缩。

（8）给予血管紧张素转化酶抑制剂/血管紧张素Ⅱ受体阻滞剂（ACEI/ARB，俗称普利类/沙坦类）容易出现血肌酐水平明显升高。

（9）伴有全身动脉明显硬化者。

对于具有这些特点的患者，需要进行肾动脉相关检查，包括肾动脉超声、肾动脉断层成像、磁共振血管成像或数字减影血管造影，其中血管造影是诊断的"金标准"。

（杨　帆　肖凡凯）

19 阻塞性睡眠呼吸暂停综合征患者有哪些表现？

阻塞性睡眠呼吸暂停综合征（OSAS）与高血压常合并发生，患者通常出现睡眠时打鼾、频繁发生呼吸中断，往往是鼾声—气流中止—喘气—鼾声交替出现，严重者被憋醒；白天有嗜睡、乏力、头晕，严重者随时入睡；性格变化，烦躁、激动、焦虑，部分患者有精神行为异常，如注意力不集中、记忆力减退、精神恍惚、痴呆等表现。

（李　平）

为什么会出现双上肢血压相差过大？ ⑳

　　双上肢血压正常情况下存在 5～10 mmHg 的差别，一般右侧高于左侧。如果双上肢血压相差超过 20 mmHg，排除了测量设备及测量方法的原因则提示异常，可以做超声、CT、血液等检查明确病因。常见的原因：主动脉夹层，由血液进入内膜和中层之间造成；严重的动脉硬化造成管腔狭窄，病变侧的血压会降低；多发性大动脉炎；经桡动脉心脏介入手术损伤；肿瘤压迫血管；血管栓塞；主动脉缩窄；动脉导管未闭、锁骨下动脉发育异常等先天性心脏或血管异常等。

（杨　帆）

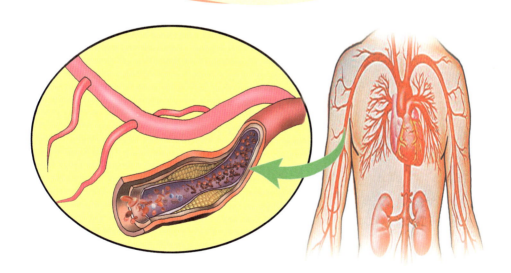

21 哪些原因可以引起难治性高血压？

（1）较常见的原因是患者未坚持服药，常常是因为副作用，比如在服用血管紧张素转化酶抑制剂（普利类）药物的时候，有些患者会出现刺激性干咳而自行停药。

（2）降压药物组合不合理、使用药物剂量不足。

（3）应用了对抗降压的药物，包括口服避孕药、环孢素、促红细胞生成素、糖皮质激素、非甾体抗炎药、抗抑郁药、可卡因及甘草、麻黄等中药。

（4）其他影响因素：吸烟、熬夜、肥胖、利尿剂剂量不足、高盐摄入；或某些并存疾病状况，如糖尿病、阻塞性睡眠呼吸暂停综合征及长期失眠、焦虑等。

（5）排除上述因素后，应该警惕继发性高血压的可能性，启动继发性高血压的筛查。

（田　刚　马云龙）

22 哪些原因可以引起围手术期高血压？

引起围手术期高血压的常见原因：原来就是高血压的患者；紧张焦虑，患者对麻醉、手术强烈的恐惧感；麻醉因素，与麻醉方式、麻醉期间的管理及一些药物应用有关；手术操作刺激引起；液体输入过量或体外循环流量较大；颅内压升高，升压药物使用不当；肠胀气；尿潴留；寒冷与低温；术毕应用纳络酮拮抗阿片类药物的呼吸抑制作用；术后伤口疼痛、咳嗽、恶心、呕吐等；术后因麻醉对血管的舒张作用消失，血容量过多。

（田　刚　马云龙）

血压控制不好的原因有哪些？ 23

（1）盐太多：摄入过多咸菜、酱菜、酱油、味精、咸鸭蛋等腌制食品会使血压明显升高。

（2）肥胖：明显肥胖的人，减轻体重可以使血压降低5~20 mmHg。

（3）不适当活动：短跑、举重等剧烈的无氧运动可能导致血压瞬间飙升。

（4）饮食摄入量太多：特别是吃肥肉、动物内脏、细粮、油太多。合理膳食，多吃蔬菜、水果可使血压降低8~14 mmHg。

（5）酗酒：大量喝酒可以升高血压，戒酒后血压可以下降2~4 mmHg。

（6）生活不规律：作息时间不规律、睡眠不足、精神紧张会使血压升高。

（7）降压方案不合理：只有在医生指导下正规治疗才能满意控制血压。

（8）用药不规律：要坚持每天服药，不按要求规律性服药，血压很难满意控制。

（杨　帆）

24 哪些抗肿瘤药物与高血压有关系？

（1）抗血管生成药物：目前所有的血管生成抑制剂（如贝伐珠单抗、舒尼替尼等）都在不同程度上参与了高血压的发展，药物相关高血压可能发生于治疗开始后1年内。

（2）有丝分裂抑制剂：如长春新碱可导致高血压。

（3）蛋白酶体抑制剂：如硼替佐米、卡菲佐米是治疗多发性骨髓瘤的常用药物，可能与心血管事件特别是高血压有关。

（4）聚合酶抑制剂：常用于治疗乳腺癌和卵巢癌的聚合酶抑制剂如尼拉帕尼，在维持治疗铂敏感型卵巢癌复发研究中，19%接受治疗的患者发展为高血压。

（5）铂类化疗药物（顺铂、卡铂、奥沙利铂）：用于治疗睾丸癌、膀胱癌、乳腺癌、结直肠癌和肺癌以及间皮瘤等。该类药物引起高血压往往是一种迟发效应，可能在药物使用多年后发生。

（6）烷化剂类抗肿瘤药：是与高血压有关的经典化疗药物，如白消安、异环磷酰胺和环磷酰胺。

（7）钙调磷酸酶抑制剂：如他克莫司和环孢霉素，常用于造血干细胞移植后预防或治疗移植物抗宿主疾病，与诱发高血压史患者或血压控制较差者的心血管事件有关。

（肖凡凯）

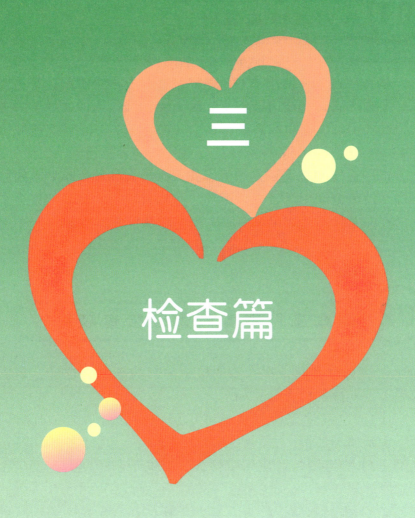

三

检查篇

01　如何选择血压计？

　　水银柱血压计使用不方便，而且会造成水银泄漏，有污染环境、中毒风险，将被逐渐淘汰。家庭使用推荐选择通过英国高血压协会（BHS）、欧洲高血压协会（ESH）、美国医疗器械协会（AAMI）这三大国际标准认证合格的上臂式医用电子血压计。

　　电子血压计有上臂式和手腕式，由于腕部和手指处于四肢的末端，血液循环相对较弱，距离心脏相对较远，测量结果会有较大误差，尤其不适合用于糖尿病、血脂异常、高血压等患者。

（李　平）

02　高血压患者要做哪些检查项目？

　　通常有患者问，那么多的检查项目我该怎么选择？高血压患者一定要做的检查项目如下。

　　（1）血液生化检查，能够了解你的肝肾功能、血脂、血糖、电解质等情况。

　　（2）心电图与心脏超声检查，有助于判断你有无发生左心室肥厚、冠心病、心律失常、心功能不全等。

　　（3）颈动脉超声检查，有助于评估你有无发生颈动脉斑块及性质和程度。

　　（4）胸片，有助于评估你有无心脏增大。

　　（5）眼底检查，有助于评估你小血管受损情况。

　　（6）经颅多普勒超声检查，对诊断脑血管痉挛、狭窄或闭塞有一定价值。

　　（7）尿液检查，有助于了解你有无出现蛋白尿，这是早期肾损害的重要指标。

（李　平　肖凡凯）

血压检测选在什么时间最好？ 03

　　最好是选在一天的固定时间。

　　（1）初始阶段：初诊的高血压患者或刚开始进行家庭血压测量者，应该每天早上起床后，在服降压药和早餐前、排尿后，取坐位，于早上 6:00 — 9:00 和晚上 6：00 — 9:00 的固定时间各测量 1 次，每次测量 2~3 遍，取平均值；连续测量 7 天，取平均值。

　　（2）治疗阶段：血压不稳定或未达标者，每天 2 次；血压稳定且达标者，每周 1~2 次。

　　（3）随访阶段：血压已控制者，每周 1~2 天，早晚各测量 1 次；血压未控制应增加测量次数。长期随访者，每 3 个月连续测量 7 天，早晚各 1 次。

（李　平　肖凡凯）

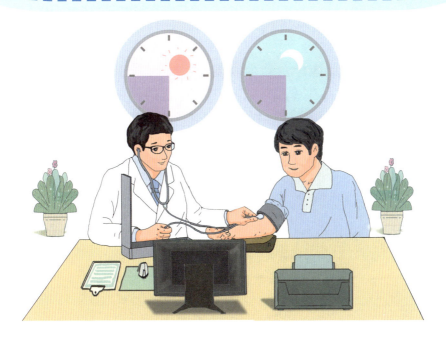

04 如何能使血压测量更准确？

（1）环境：首选安静、舒适的居家环境。

（2）时间：晨起后服用降压药物前及睡前，最好是在每天的固定时间测量。

（3）次数：相隔1分钟重复测量，通常取2~3次读数的平均值，如果收缩压（高压）或舒张压（低压）2次的读数相差超过5mmHg，应再次测量，记录3次读数的平均值。

（4）测量前准备：30分钟内禁止饮酒、咖啡、浓茶，禁止吸烟及运动，提前排尿，至少休息5分钟，休息过程中不能走动及交谈；去除测量手臂的衣物。

（5）姿势：取坐位，最好坐靠背椅，双脚自然平放。裸露上臂，手掌向上平伸，上臂与心脏处在同一水平。

（6）袖带选择：袖带宽度需要能覆盖上臂3/4以上的范围，袖带气囊中部应刚好在上臂血管搏动的位置。

（7）禁言：测量过程中应避免与周围其他人员交谈。

（8）肢体选择：首次就诊时应测量两上臂血压，以后以血压读数较高的一侧作为测量的上臂。

（李　平　肖凡凯）

什么是动态血压监测？ 05

　　动态血压监测由血压测量仪自动完成，它可测量一个人日常生活状态下的血压，既可测量轻、中度体力活动状态下的血压，也可测量睡眠过程中的血压，因而可更准确、更全面地反映一个人的血压整体情况，发现隐蔽性高血压（包括单纯夜间高血压）、白大衣高血压，了解24小时血压的变化趋势。一个合适的监测方案应尽可能确保监测时间不少于24小时，通常白天每20分钟测量1次，晚上睡眠期间每30分钟测量1次。

（李　平　肖凡凯）

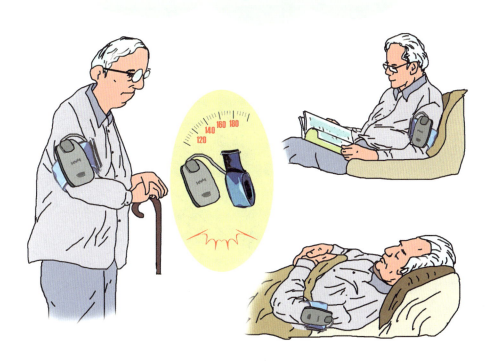

06 高血压患者为什么要进行心电图检查？

心电图是一种能对心脏情况进行初步评估的无创性检查，简单易行，对人体无害，可以反复使用，能够用来诊断是否有心律失常、心肌肥厚、心肌缺血、心肌梗死等情况，能够早期发现可疑的心脏结构和功能的损害。心电图通常列为高血压患者常规检查项目，建议每3个月到半年检查一次，有不适情况随时检查。

（李　平）

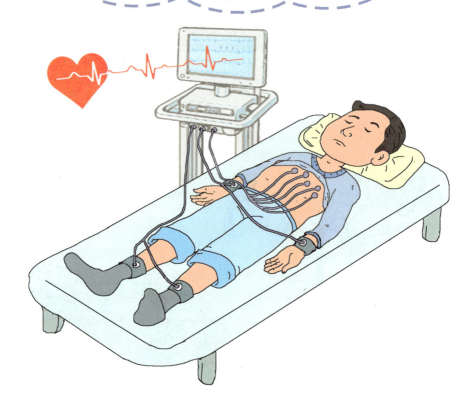

高血压患者为什么要进行眼底检查？ **07**

　　高血压可对全身的动脉系统都造成损害，然而几乎所有的动脉均行走于人体的深部，无法直接观察，只有眼底视网膜动脉是全身唯一可直接观察到的动脉。通过眼底检查，医生可直接观察眼底血管病变。视网膜动脉病变可反映小血管病变情况，以帮助评估患者的病情，指导治疗和预后。

（赵洛沙　肖凡凯）

高血压患者为什么要进行X射线检查？ **08**

　　长期高血压对心脏及血管会造成影响，可导致主动脉发生形态改变，导致患者左心室肥厚、心腔扩大，合并心力衰竭时会伴有肺淤血等，这些变化在胸片上都会有相应的表现，因此，高血压的患者应常规进行胸部X射线检查，以明确心脏及血管的受累情况。X射线有一定的辐射性，不宜频繁应用。

（李　平）

高血压患者为什么要进行血脂检查？ **09**

　　高脂血症是动脉粥样硬化的危险因素，高血压的患者往往合并全身动脉硬化，一旦合并高脂血症会加速动脉粥样硬化的进展，加剧血管损伤，使血压不易控制，更容易发生心脑血管疾病等。因此高血压的患者要定期检查血脂，如果发现血脂升高应及时采取相应的治疗方法，这样也有利于控制血压。

（李　平）

10 血脂检测前有哪些注意事项？

血脂检测前近期不要明显改变饮食习惯，避免高脂饮食或刻意清淡饮食；检测前3天尽量不饮酒；抽血前禁食12小时以上，可以少量饮水服降压药；检测前1天最好不要进行剧烈的运动；抽血前休息5~10分钟，抽血时最好取坐位；感染、外伤、手术、妊娠、哺乳等都会对血脂造成一定的影响，最好择期进行检测。高血压患者降血脂治疗开始后一般每3个月检测1次，降至正常并稳定后每年复查1次。

（李　平）

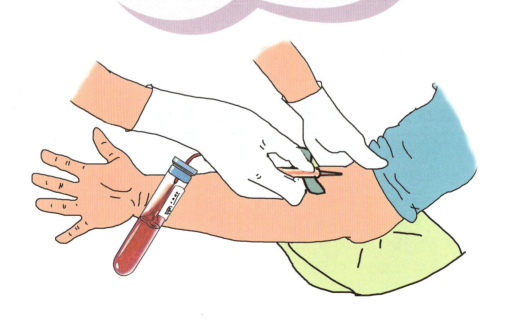

降脂治疗多长时间进行一次血脂检测最合适？ (11)

　　非药物治疗者，开始3～6个月应复查血脂水平，如血脂控制达到建议目标，则继续非药物治疗，但仍须每6～12个月复查，长期达标者可每年复查1次。首次服用调脂药者，应在用药6周内复查血脂、转氨酶和肌酸激酶。如血脂能达到目标值，且无药物不良反应，逐步改为每6～12个月复查1次。如血脂未达标，且无药物不良反应，每3个月监测1次；如治疗3～6个月后，血脂仍未达到目标值，则需调整调脂药剂量或种类，或联合应用不同作用机制的调脂药进行治疗。每当调整调脂药种类或剂量时，都应在治疗6周内复查。

（杨　帆）

高血压患者为什么要进行血糖检查？ (12)

　　高血压人群中糖尿病患病率平均为18%。对高血压患者进行血糖检测，可以明确是否合并糖尿病或者糖代谢异常，以指导患者用药。如患者合并糖尿病或糖代谢异常，在选用降压药时，首先考虑使用血管紧张素转化酶抑制剂或血管紧张素Ⅱ受体拮抗剂（普利类或沙坦类）。需要联合用药时，可选用钙通道阻滞剂；如治疗需要利尿剂、β受体阻滞剂，宜小剂量使用。

（杨　帆）

13 高血压患者为什么要进行肝功能检查？

　　肝是人体最大的解毒器官，很多高血压患者往往需要服用几种降压药物，这些药物都需要经过肝的代谢，可能对肝功能会造成影响。对于有高脂血症或合并动脉粥样硬化的患者，通常需要选用他汀类药物治疗，使用他汀类药物之前就需要监测肝功能，为后期监测肝功能变化提供对比依据，还可以指导选择合适的药物。主要观察肝功能的谷丙转氨酶、谷草转氨酶2项指标。升高达正常值上限3倍以上及合并总胆红素升高患者，应减量或停药。对于转氨酶升高在正常值上限3倍以内者，可在原剂量或减量的基础上进行观察，部分患者经此处理后转氨酶可恢复正常。

（杨　帆　肖凡凯）

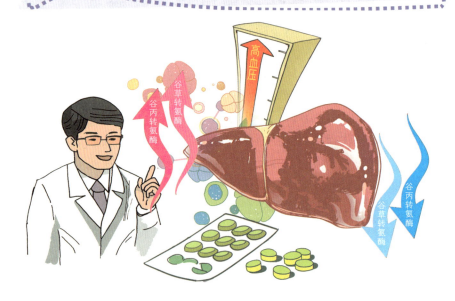

高血压患者为什么要进行肾功能检查？ ⑭

　　高血压可导致肾小球损害和肾微小动脉病变，引起肾功能损害，部分患者可发展成肾衰竭。高血压患者选择药物会受到一些限制，比如肾功能严重受损者要慎用或禁用普利类和沙坦类药物，血肌酐水平过高也会影响噻嗪类药物的使用。因此对高血压患者进行肾功能检测，不但可以评估高血压导致的肾功能损害情况，还为患者临床用药提供依据。

（杨　帆）

高血压患者为什么要进行血尿酸检查？ ⑮

　　尿酸为嘌呤的代谢产物，其代谢异常引起高尿酸血症，可导致痛风发作。血尿酸的浓度随着血压水平的升高而升高，高尿酸水平进一步导致血压的升高。未经治疗的高血压患者中，约50%合并高尿酸血症。噻嗪类利尿剂可导致血尿酸水平升高，因此用药期间应监测血尿酸水平，对于痛风患者禁用噻嗪类药物。

（杨　帆）

16 高血压患者为什么要进行血常规检查？

　　通过血常规检查可观察机体健康状况；排除继发性高血压，因为，血细胞计数的升高可以影响血压水平；为临床治疗方案制订提供参考依据。高血压患者如合并冠心病、动脉粥样硬化等，需要应用阿司匹林肠溶片等药物进行抗血小板治疗，应用时要定期进行血常规检查。

（杨　帆）

17 高血压患者为什么要进行尿常规检查？

　　肾是高血压损害的重要靶器官，尿液是由肾产生的，尿常规检查可在一定程度上反映肾的功能。尿常规检查包括观察尿红细胞、白细胞、尿潜血、尿蛋白、尿比重、尿管型等项目，通过这些检查可以观察是否存在早期的、潜在的肾损害，还有助于排除继发性高血压。

（杨　帆）

高血压患者为什么要进行尿微量白蛋白检查？ ⑱

　　尿微量白蛋白是指尿白蛋白的排出量 24 小时内在 30～300 mg。它是观察有无肾损害的敏感指标。在肾损害早期尿常规检查通常正常，尿微量白蛋白阳性说明存在肾损害；还可以指导用药，因普利类或沙坦类药物有减轻尿微量白蛋白的作用，高血压患者如果出现尿微量白蛋白阳性，如无禁忌证者应将此类药物作为降压的首选药物。

　　　　　　　　　　　　　　　　　　（杨　帆）

高血压患者为什么要进行颈动脉超声检查？ ⑲

　　颈动脉超声可以明确患者颈动脉内膜中层厚度（IMT）和是否存在颈动脉粥样斑块，后者可独立于血压水平预测心血管事件。IMT 大于 0.9 毫米为颈动脉受损的一个指标。如果检查发现了有 IMT 增厚或者有颈动脉斑块形成，应优化血压管理，强调降脂、戒烟、减重等综合治疗措施，延缓动脉粥样硬化的发展，减少或避免脑卒中等心血管事件的发生。因此，颈动脉超声是指导高血压患者危险分层的重要检查，对指导治疗及评估心血管事件风险有重要价值。

　　　　　　　　　　　　　　　（赵洛沙　肖凡凯）

20 高血压患者为什么要进行心脏超声检查？

　　超声心动图能够比较准确地检测心脏各腔室的形态大小、瓣膜活动情况、室壁厚度、运动幅度及心脏收缩和舒张功能等。高血压患者常伴有心脏形态和功能的改变，高血压合并心脏病变时，最常见的表现为室间隔和心室壁出现对称性的肥厚。超声心动图比较敏感，为无创检查，不会对人体造成伤害，即使高血压患者尚未出现任何临床症状，超声心动图也可发现异常的表现，对发现和监测高血压对心脏的影响意义重大。

（赵洛沙　肖凡凯）

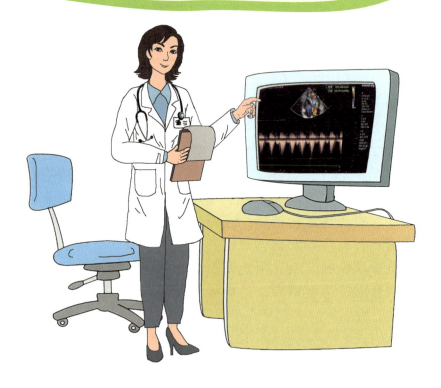

高血压患者为什么要进行肾脏超声检查？ 21

对高血压患者进行肾脏超声检查的目的如下。

（1）通过超声检查可评估高血压性肾脏损害的程度，原发性高血压晚期可引起双侧肾萎缩。

（2）排除继发性高血压，如多囊肾、肾肿瘤等。

（3）指导临床用药，肾功能严重受损者应在专业医生指导下调整用药。

（赵洛沙　肖凡凯）

高血压患者需要进行踝肱指数检查吗？ 22

踝肱指数（ABI）为踝部动脉收缩压/肱动脉收缩压，是评价外周动脉疾病简单而重要的指标，是预测心血管事件和死亡的重要指标。踝肱指数小于0.9，应考虑外周动脉疾病，提示已有全身动脉粥样硬化发生，应进行降脂治疗。

通常对于高血压、高脂血症、糖尿病、冠心病、脑卒中患者，以及长期吸烟、缺乏运动、肥胖等有心血管疾病高危因素者，需要进行踝肱指数检查。

（李平　肖凡凯）

23 高血压患者需要进行脉搏波传导速度检查吗？

脉搏波传导速度（PWV）是判断与心脑血管疾病密切相关的动脉壁硬化程度的指标，可作为动脉粥样硬化或心脑血管疾病风险的预测指标。PWV数值越大，说明患者的血管壁僵硬度越大，弹性越差，发生心脑血管事件的风险越大。因此，高血压患者进行脉搏波传导速度检查对心血管疾病的防治有重要的意义。

（李 平 肖凡凯）

24 为什么医生有时要测量下肢血压？

正常情况下，同侧下肢的血压一般比上肢高出20~40 mmHg。但当下肢血压低于或者等于上肢血压的时候，往往提示主动脉或股动脉有动脉硬化、动脉狭窄等病变。因此，对首次诊断的高血压或者高血压患者感觉有下肢疼痛、痉挛或冰冷，应该在测量上肢血压的同时再测量下肢血压，以排除大血管或外周动脉疾病。

（李 平 肖凡凯）

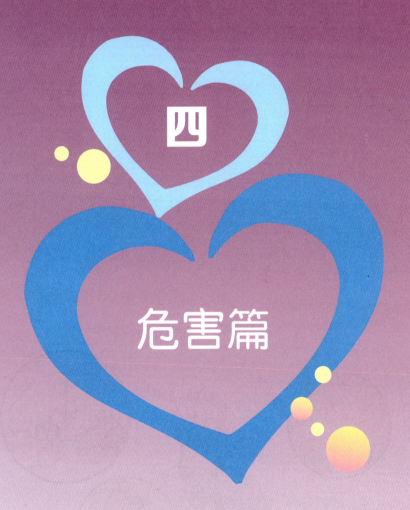

四

危害篇

01 高血压常见的并发症有哪些？

　　高血压最终可导致各脏器的功能损害及发生各种并发症，其中以心、脑、肾、血管的损害最为明显。对心脏的损害：可造成心脏肥厚、扩大，最终导致心力衰竭；诱发冠心病。对脑的损害：最常见的是脑梗死、脑出血。对肾的损害：长期高血压可引起慢性肾功能衰竭甚至尿毒症。对血管的损害：使大动脉发生粥样硬化，导致主动脉夹层动脉瘤；长期高血压可导致下肢动脉粥样硬化，使下肢动脉发生狭窄或闭塞；可引起视网膜动脉硬化、狭窄、阻塞，造成视力下降甚至失明。

（李　平　肖凡凯）

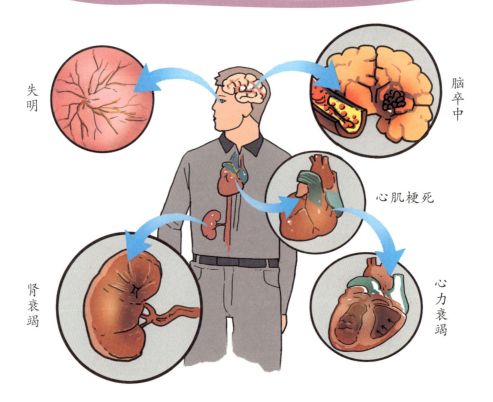

失明

脑卒中

心肌梗死

肾衰竭

心力衰竭

高血压合并主动脉夹层有哪些表现？ **02**

　　主动脉夹层多见于中老年男性。疼痛是主动脉夹层突出而有特征性的症状，突然发生的、剧烈而持续且不能耐受的疼痛，以胸部或肩背部为主，也可沿脊柱下移至腹部，放射至上肢及颈部。发病后患者有面色苍白、大汗淋漓、皮肤湿冷、呼吸困难、脉搏增快、脉搏微弱或消失、休克等表现，两侧肢体血压及脉搏明显不对称。本病非常凶险，死亡率很高，如不及时诊治，48小时内死亡率高达50％。

（田　刚　马云龙）

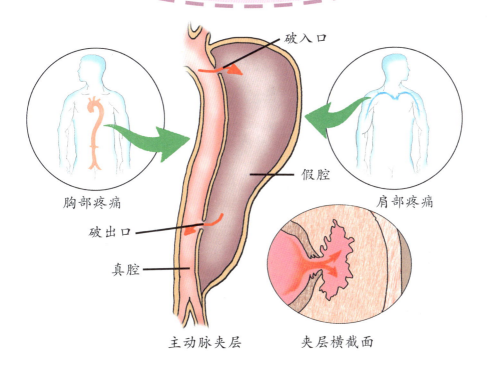

破入口

假腔

胸部疼痛　　　　　　　　　　　　肩部疼痛

破出口

真腔

主动脉夹层　　　　夹层横截面

03 高血压合并脑卒中有哪些表现?

当高血压患者,尤其是老年高血压患者,出现以下症状时,就需要警惕脑卒中的发生。

(1)肢体感觉或活动异常,比如胳膊、腿出现麻木无力、活动不灵活或者抽动,走路不稳,向一边倒,严重时会瘫痪。

(2)突然出现头痛、头晕的症状,可以伴有恶心、呕吐。

(3)口角歪斜、言语不清、吞咽困难、呛咳。

(4)视觉异常,包括一过性眼前发黑,视物有重影以及单眼或者双眼视力丧失或模糊。

(5)突然语言功能丧失、言语困难或语言理解困难。

(6)有些患者还可能出现不能认人、记忆障碍等认知问题。

及时就医最为重要,可以通过做头颅 CT 或磁共振明确诊断。从发病到有效治疗的间隔时间越短,致残率和死亡率越低。

(赵连友　牛晓琳)

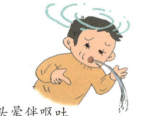

头晕伴呕吐

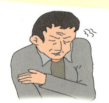

一侧面部麻木或
口角歪斜

双眼向一侧凝视

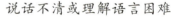

一侧或两侧视力丧失或模糊

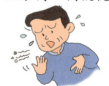

说话不清或理解语言困难

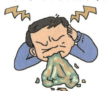

既往少见的
严重头痛、呕吐

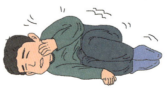

意识丧失或抽搐

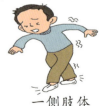

一侧肢体
无力或麻木

高血压合并冠心病有哪些表现？ 04

　　当高血压患者出现以下情况时，就需要警惕冠心病的发生。

　　（1）上楼、爬坡、走路快或情绪紧张、激动时出现明显胸闷、气短的症状。

　　（2）有心绞痛的症状，部位多位于胸骨后，可以放射至左肩、后背、左上肢前内侧，达无名指和小指，还可以放射至颈部、下颌，还可以表现为咽喉部紧缩感。一般持续时间为几分钟，很少超过15分钟，严重时吃饭、刷牙即可引起心绞痛发作。

　　（3）突然出现心前区疼痛，性质剧烈，有濒死感，伴出汗，持续不能缓解。

　　（4）少数患者有上腹部不适，伴恶心、呕吐、后背部疼痛及出汗时也需要警惕。

　　（5）当出现不剧烈的牙痛，服用止痛药不能缓解症状，表现为下牙痛或下颌痛，牙床一侧或两侧疼痛，以左侧居多，又无法确定具体疼痛的位置，甚至疼痛可能延伸到脸颊，但牙龈、脸颊均不红肿，且口腔检查又无病变者，也应考虑是否患有冠心病。

　　（6）突然发生晕厥，也需要考虑冠心病的可能。

　　（7）查体发现心电图异常，提示有心肌缺血，需及时到医院诊治。

（赵连友　牛晓琳）

05 高血压合并心力衰竭有哪些表现？

当高血压患者出现以下症状时，需要警惕可能出现了心力衰竭。

（1）气短：最初表现为体力活动后出现气短症状，之后活动耐力下降，轻微活动即可出现气短症状。严重时会出现夜间憋醒、不能平卧的症状。

（2）水肿：水肿先从脚踝部开始，常表现为下肢对称、凹陷式水肿，即按压下肢皮肤有明显凹陷。还会出现颈部血管充盈，肝大，腹腔、胸腔积液。

（3）咳嗽、咳痰。

（4）乏力：高血压合并心力衰竭后，早期即可有乏力的症状，患者总觉得疲乏，没劲。

（5）心慌：心率增快，患者出现心慌。

（6）消化不良、食欲减退：出现腹胀、嗳气、食欲下降的症状。

（7）血压较之前有下降。需及时到医院诊治。

（赵连友　牛晓琳）

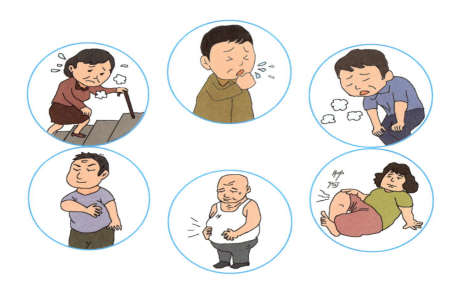

高血压合并肾脏病变有哪些表现？ 06

当高血压患者出现以下症状后，需要警惕高血压肾病的发生。

（1）夜尿增多：往往是最早出现的症状。

（2）小便带泡沫：尿液中出现泡沫，泡沫颗粒较小，且久不消散。

（3）尿量过多或过少：在没有大量饮水或运动出汗的情况下，尿液量陡然增多或过少。

（4）水肿：常表现为眼皮或脸部水肿，严重者会在双脚踝内侧、双下肢等部位出现水肿。

（5）血压进一步增高：高血压患者出现血压进一步增高；原来控制得挺好，现在血压控制不住；原来吃1片降压药，现在需要服用更多的降压药才能控制血压。需及时到医院诊治。

（赵连友　牛晓琳）

高血压合并左心室肥厚有哪些表现？ 07

早期仅有心肌肥厚时，可能无相关症状；随着病情发展，发生心脏舒张和收缩功能障碍，就会出现气短、乏力、水肿等临床表现，最终发生心力衰竭。心电图有助于发现左心室肥厚。左心室肥厚引起左心室心腔扩大时，胸片可发现心影向左下扩大。超声心动图检查是诊断高血压性左心室肥厚最主要的手段，早期表现为左心室壁对称性增厚，心室腔无扩大；晚期表现为左心室壁增厚伴左心室心腔扩大，室壁与心腔比例不增加。因此，对于高血压患者应定期检查心电图、超声心动图，以便早期发现左心室肥厚，及时给予相应治疗。

（李　平　肖凡凯）

08 高血压合并糖尿病有哪些表现?

高血压患者如出现以下临床表现,需要警惕合并糖尿病的发生。

(1)三多一少的症状:主要表现为吃得多、喝得多、尿得多、体重下降。

(2)视力的改变:出现视力下降、视物模糊的症状,严重时会引起失明。

(3)皮肤改变:皮肤瘙痒(包括外阴瘙痒)、感觉异常(麻木、疼痛)、皮疹、水疱和色素沉着。严重时会出现皮肤溃疡、变黑、坏死。

(4)容易感染:感冒、咳嗽、发热、皮肤疖肿、足癣、体癣、结核等,且好转较慢。

(5)伤口不易愈合。需及时到医院诊治。

(赵连友 牛晓琳)

09 高血压合并眼底病变有哪些表现?

高血压早期,眼底检查大都是正常的。当高血压发展到一定程度时,可出现视网膜动脉痉挛性收缩、管径狭窄,视网膜动脉硬化,动静脉出现交叉征,还可出现视网膜出血、渗出、水肿,严重时出现视神经盘水肿。当高血压患者出现一过性视物模糊时,就需要警惕眼底损害了。通常早期血压控制后,视力会恢复正常。到后期,视物模糊会逐渐加重,出现明显视力下降,视物不清、变形或变小,最严重时会引起失明。高血压患者出现视物模糊的症状时,需要测量血压、控制血压,并及时到眼科进行眼底检查。

(赵连友 牛晓琳)

高血压合并代谢综合征有哪些表现？ ⑩

　　如果高血压的患者出现以下情况，往往提示患者合并了代谢综合征。

　　（1）肥胖：中心性肥胖，也就是常说的腹型肥胖。男性有"将军肚"，女性"腰粗肚子大"。

　　（2）血糖异常：空腹血糖≥6.1 mmol/L，或者餐后2小时血糖≥7.8 mmol/L，或者已经确诊为糖尿病。

　　（3）血脂异常：甘油三酯≥1.7 mmol/L，或高密度脂蛋白胆固醇<1.04 mmol/L。

　　（4）其他：血浆中胰岛素水平升高、尿酸水平升高，或者尿液中微量白蛋白超标等。

（赵连友　牛晓琳）

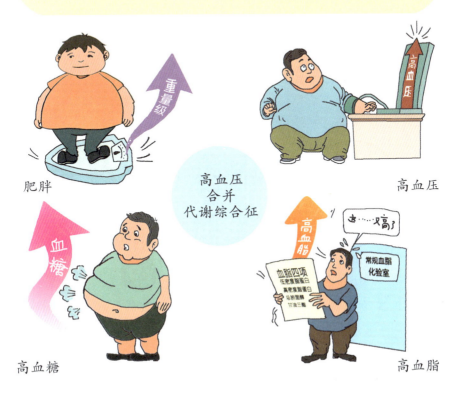

肥胖　　　　　　高血压合并代谢综合征　　　　　　高血压

高血糖　　　　　　　　　　　　　　　　　　　高血脂

11 高血压合并外周动脉疾病有哪些表现?

外周动脉疾病好发于下肢,早期通常没有明显的症状,后期可有以下表现。

（1）间歇性跛行:行走一段距离后下肢出现酸胀、乏力或疼痛,休息后可缓解。

（2）腿部、脚部麻木、刺痛。

（3）皮肤颜色改变:发白、发青或者发红。

（4）皮肤破溃,不易愈合。

（5）最严重时会出现脚趾、足部的坏疽,皮肤组织发黑,失去功能。

（6）可以引起无脉症,上肢乏力、麻木,以及头晕等症状。

如果出现这些表现往往提示患者合并了外周动脉疾病,需要及时到医院就诊,可以通过检查上肢、下肢血管超声,血管成像CT及踝肱指数（ABI）来确诊。

（赵连友　牛晓琳）

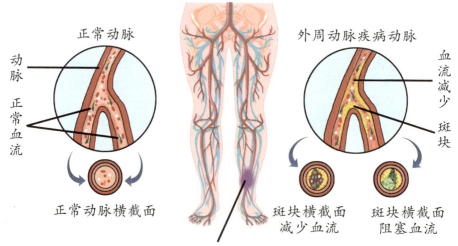

高血压合并心律失常有哪些表现？ 12

　　合并心律失常的类型不同，以及不同的个体都会有不同的表现。偶尔出现的早搏（期前收缩）对心脏功能不产生影响，大多数患者感觉不明显，少数患者会有心慌、乏力、心脏重跳等不适感。心率很快的心律失常，如心房颤动、室上性心动过速等如果发生于心脏功能正常的患者，可仅仅感觉心慌；而基础心脏功能不好的患者可引起心力衰竭的症状。心率很快的室性心动过速或严重缓慢性的心律失常会引起明显的临床症状，如心慌、乏力、出汗、黑蒙、意识丧失甚至猝死。

（李　平）

高血压合并脑萎缩有哪些表现？ 13

　　高血压合并脑萎缩最主要的症状是痴呆，早期可有头痛、头晕、记忆力减退，经常丢东西，忘记时间，忘记回家的路，忘记已经承诺的事情；还有的会出现智力下降、反应迟钝；部分患者会出现性格改变，变得固执、自私、焦虑、多疑、烦躁不安、容易激动等。高血压患者一旦出现这些情况应及时就诊，以免耽误病情。

（李　平）

14 高血压合并腹主动脉瘤有哪些表现？

　　高血压是腹主动脉瘤最重要的危险因素之一，大多数腹主动脉瘤无症状，患者无意中或在体检时发现腹部有搏动性包块。疼痛是腹主动脉瘤最常见的症状，一般位于中腹部或腰背部，呈钝痛，可持续数小时至数日。当疼痛突然加剧时，常预示腹主动脉瘤即将破裂。动脉瘤破裂后可呈撕裂样疼痛，常合并低血压，严重者发生低血容量性休克而死亡。

（杨　帆）

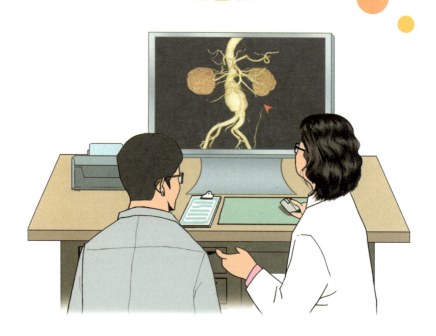

高血压合并肺栓塞有哪些表现？⑮

　　老年人是发生肺栓塞的高危人群，肺栓塞的症状与肺血管阻塞的多少、栓塞发生的速度和心肺的基础状态相关。典型的症状为呼吸困难、胸痛和咯血。最常见的为呼吸困难，多表现为劳力性呼吸困难，或者是不能解释的呼吸困难；其次为和呼吸相关的胸痛；一般咯血量不多，鲜红色，数日后变为暗红色；咳嗽，多为干咳，可伴哮鸣音。大面积肺栓塞可引起晕厥，通常为肺梗死的首发症状。

（杨　帆）

高血压脑病有哪些表现？⑯

　　高血压脑病主要表现为血压升高，舒张压≥120 mmHg，同时有头痛、呕吐、烦躁不安、心动过缓、视力模糊，患者从体征看就像喝醉了一样。

（田　刚　马云龙）

17 高血压危象有哪些表现？

　　常在紧张、精神创伤、疲劳、寒冷等内外因素共同作用下诱发，出现烦躁不安、多汗、心悸、手足发抖、面色苍白、神志异常等症状，也可有心绞痛、心力衰竭。所以，我们常说的高血压人群需要注意保暖，不要出现情绪的过大波动，主要是为了避免出现高血压危象。

（田　刚　马云龙）

18 嗜铬细胞瘤危象有哪些表现？

　　阵发性或持续性血压升高，伴发作性头痛、出汗、心悸、面色苍白、发抖、瞳孔散大、视力模糊等症状。建议年轻的高血压患者一定要检查肾功能是否异常，如果确认有嗜铬细胞瘤，平时就要注意避免受精神刺激、剧烈运动、突然的体位改变。

（田　刚　马云龙）

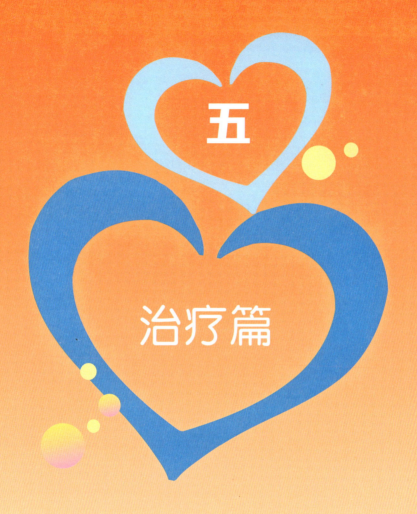

五

治疗篇

01 哪些高血压患者需要治疗？

　　对于所有高血压人群，均应积极改善生活方式，并密切监测血压。良好的生活方式包括减少钠盐的摄入、合理饮食、多吃蔬果、戒烟、戒酒或限量饮酒、保持合适体重、规律锻炼身体及减轻精神压力，保持心理平衡。在改善生活方式的基础上，收缩压≥140mmHg和（或）舒张压≥90mmHg的患者应接受药物治疗。

　　对于确诊的高血压患者均应该进行心血管风险的评估。对于高危和很高危的患者，应及时启动降压药物治疗，并接受对并存的危险因素和合并的临床疾病的综合治疗；对于中危患者，可改善生活方式，观察数周，请临床医生协助评估靶器官损害情况，如血压仍不达标，则应开始药物治疗；对于低危患者，如血压<160/100mmHg，且几乎没有危险因素的患者，则可由临床医生进行1～3个月的观察，评估靶器官损害情况，积极改善生活方式，多次进行家庭自测血压并记录，坚持定期复诊，如血压仍不达标，可开始降压药物治疗。

（李　静　司　瑾）

降压治疗的目的是什么？ 02

　　血压越高、病程越长、生活方式越不健康，伴随的危险因素越多，靶器官损害的程度就越严重，心血管病的危险性就越大。高血压患者降压治疗的目的是通过降低血压，从而预防或延迟脑卒中、心肌梗死、心力衰竭及肾功能不全等并发症发生；延缓高血压的疾病进程，预防高血压急症、亚急症的发生；提高患者生活质量，延长生存时间，改善远期预后；为社会节省不必要的医疗开支，长期减轻国家医疗保险压力，带来经济获益。

（李 静 司 瑾）

降压治疗的好处有哪些？ 03

　　一是减轻部分患者的头晕、耳鸣等不适症状；二是降低脑卒中、心肌梗死、心绞痛等不良事件；三是控制心、脑、肾等并发症的进程；四是预防高血压急症、亚急症的发生。规范、稳定的降压治疗，可有效避免这些事件的发生，提高患者生活质量，延长寿命。

（李 静 司 瑾）

04 高血压的治疗方法有哪些?

（1）生活方式干预：低盐、低脂饮食；多吃新鲜的蔬菜、水果，补钙、补钾；戒烟、戒酒；增加运动，减轻体重，增强机体免疫力；保持心情舒畅、心态平衡。

（2）积极控制危险因素：在降压的同时一定要控制好体重、血糖、血脂、尿酸等。

（3）药物治疗：主要有五大类，利尿剂、钙通道阻滞剂、血管紧张素转化酶抑制剂（普利类）、血管紧张素 II 受体拮抗剂（沙坦类）、β 受体阻滞剂。要根据每个患者的血压情况进行选择。

（4）手术治疗：经导管射频消融去肾交感神经术，主要用于多种降压药足量合理搭配治疗无效的患者，已排除继发性高血压或无法耐受多种药物治疗的难治性高血压患者。支架介入治疗或外科手术治疗适用于继发性高血压患者。

（李　平　肖凡凯）

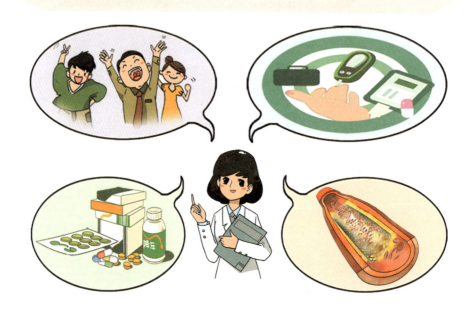

高血压的治疗药物有哪些？ 05

主要有五大类降压药物。

（1）利尿剂，代表药有氢氯噻嗪、吲哒帕胺。

（2）β受体阻滞剂，代表药有普萘洛尔、美托洛尔、阿替洛尔、比索洛尔、拉贝洛尔、卡维地洛等。

（3）血管紧张素转化酶抑制剂，代表药有卡托普利、依那普利、培哚普利、贝那普利等。

（4）钙通道阻滞剂，代表药为硝苯地平、氨氯地平、非洛地平、尼群地平等。

（5）血管紧张素Ⅱ受体拮抗剂，代表药有氯沙坦、缬沙坦等。

另外还有α受体阻滞剂，代表药有特拉唑嗪、哌唑嗪、多沙唑嗪、乌拉地尔等；α、β受体阻滞剂，代表药有阿罗洛尔、卡维地洛、拉贝洛尔等；交感神经抑制剂，代表药有可乐定、甲基多巴、利血平等；直接血管扩张剂，代表药为肼屈嗪。

（李　平　肖凡凯）

高血压患者如何选择降压药物？ 06

总的来讲，高血压患者的降压药物是依据其危险因素、亚临床靶器官损害及合并临床疾病情况合理使用，优先选择某类降压药物。如老年高血压、高血压合并动脉粥样硬化的患者常选用钙通道阻滞剂；高血压合并心力衰竭、左心室肥厚、糖尿病肾病、蛋白尿或微量蛋白尿者适合选用普利类或沙坦类；心率偏快的1~2级高血压和高肾素型高血压患者选用β受体阻滞剂；盐敏感性高血压、高血压合并心力衰竭、单纯收缩期高血压和老年高血压患者常选用利尿剂。患者有个体差异，高血压发病机制各有不同，应由医生给予评估，量身定制适宜的降压方案。

（赵洛沙　肖凡凯）

07 为什么有些降压药物效果会逐渐不好？

　　有些高血压患者口服降压药物开始效果不错，为什么过一段时间后血压控制不好了呢？这时候一定要注意以下几方面的问题。

　　（1）高血压病本身进展了，即疾病加重了，原有的降压药物已经不能控制目前的状态了。

　　（2）在服用降压药物的过程中出现了新的情况，例如肾动脉狭窄、肾功能不全、原发性醛固酮增多症和阻塞性睡眠呼吸暂停综合征等继发性高血压因素。

　　（3）生活、工作压力大导致的失眠和焦虑所致。

　　（4）口服了可以干扰降压药物疗效，甚至升高血压的药物，例如非甾体抗炎药物（如吲哚美辛、消炎痛和布洛芬）、免疫抑制剂（如环孢霉素A）、激素（如孕激素、雄激素和糖皮质激素）、促红细胞生成素及甘草类药物等；有些保健品和补品也含有升压的成分，也一定要重视，例如人参、马前子、草乌、西红花和青皮等。

　　（5）四季变化也会引起血压的变化，一般而言，高温的夏季血压较冬季偏低。

（尹新华　刘　越）

治疗后血压恢复正常可以停药吗？ 08

　　很多高血压患者都有这样的情况，觉得自己血压正常了，就随意停药，这是非常有害的做法。

　　目前高血压不能治愈，只能控制。服药治疗的患者，血压是在药物的控制下达标的，停药后，血压会再次升高，甚至会急剧上升。血压波动过大，可使没有的症状发生或较轻的症状加重，对心、脑、肾靶器官的损害更严重。这也就是医生常说的高血压停药综合征。

（赵洛沙　李　平）

降压药什么时间服用最好？ 09

　　因为通常上午10点左右和下午4点左右血压最高，且药物作用通常在服药后半小时出现，2～3小时达高峰。因此，一般早上7点和下午2点是服药的最佳时间。但是每一位高血压患者血压升高的时间不是绝对统一的，需要根据自己血压的监测及治疗情况，找到自己服药的最佳时间。对于使用长效药物的患者，由于24小时内药物释放的药量是相对均衡的，因此，服药时间没有更多的限制，通常推荐早晨起床后服用。

（赵洛沙　李　平）

10 降压药可以掰开服用吗？

　　有一部分降压药物是可以掰开服用的，具体看患者服用的降压药物是什么品种，以及是什么样的剂型。目前临床中的降压药物有片剂和胶囊之分，胶囊一般不可以掰开服用。短效片剂一般可以掰开服用，长效降压药如氨氯地平可以掰开服用。控释或缓释降压药的作用时间长，是因为其有特殊的外膜，可使药物缓慢而均匀释放，从而能够平稳降压。一旦把它掰开后，外膜被破坏，药物会迅速释放出来，就起不到平稳降压的作用，甚至会引起不良反应。控释片如拜新同不可以掰开服用。能不能掰开服用一定要看说明书。

（李　平　肖凡凯）

11 短效、中效、长效降压药物各有哪些特点？

　　降压药分为短效、中效、长效的依据是根据其降压作用时间的长短，也就是根据药物在血液中维持有效的作用时间来评定的。

　　短效降压药一般起效很快，几分钟到十几分钟开始起效，维持时间在5~8小时。所以，一天必须服用3次，否则就不能保证有效的降压效果。如硝苯地平（心痛定）、卡托普利等。

　　中效降压药在血液中维持的时间在10~12小时。一天可以服用2次。如硝苯地平控释片、依那普利等。

　　长效降压药要求能维持降压疗效在24小时以上。一天只需服用1次，早餐前后1小时服用为好，一般需4~7天达到稳定的降压作用。如氨氯地平（络活喜）、培哚普利、氯沙坦（科素亚）等。

（李　平　肖凡凯）

常用的利尿剂有哪些？ 12

利尿剂被列为一线降压药物，它不仅能降低血压，而且能够降低高血压患者的死亡率，减少脑卒中和心脑血管疾病的发生。根据利尿效果的不同可以分为高效、中效和低效的利尿药。

（1）高效利尿剂：代表药物为呋塞米、托拉塞米，属于袢利尿药。排钠的同时也排钾，长期反复使用可导致电解质紊乱、血容量减少、血脂改变、血糖升高。

（2）中效利尿剂：代表药物为氢氯噻嗪、氯噻酮等，属于噻嗪类利尿剂。抑制钠的再吸收，降低钾的吸收，长期使用可引起低钾、低钠、低磷、低镁、高脂血症，诱发高尿酸血症，升高血糖。

（3）低效利尿剂：代表药物为氨苯蝶啶、阿米洛利、螺内酯和依普利酮等，属于保钾类利尿剂。氨苯蝶啶常与氢氯噻嗪合用以减少低钾血症的发生。阿米洛利主要治疗水肿性疾病，亦可用于难治性低钾血症的辅助治疗。螺内酯为醛固酮的竞争性抑制剂。依普利酮为选择性醛固酮受体拮抗药，它只作用于盐皮质激素受体。

另外还有一种新型的利尿剂吲达帕胺，具有钙通道阻滞剂扩张血管和利尿的双重作用，降压作用较强，引起低钠、低钾的不良反应比氢氯噻嗪或呋塞米少，对尿酸、血脂和血糖的影响小。

（李　平）

13 利尿剂有哪些特点？

以呋塞米和托拉塞米为代表的高效袢利尿药，有强大的利尿作用，容易引发电解质紊乱，因而不是降压的首选药。以氢氯噻嗪、氯噻酮和吲达帕胺为代表的中效噻嗪类利尿剂，因作用持久、温和而成为降压的首选利尿药。以氨苯蝶啶、阿米洛利、螺内酯和依普利酮为代表的低效保钾利尿剂适用于低钾状态或与噻嗪类长期联合使用。

所有的利尿剂在使用的时候都应该小剂量开始逐步达到最佳的治疗剂量，同时监测电解质、血糖和尿酸等，以便"趋利避害"地使利尿药更好、更安全地为高血压患者所用。

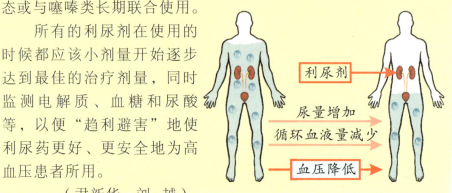

利尿剂

尿量增加
循环血液量减少

血压降低

（尹新华　刘　越）

14 高血压患者如何选择利尿剂治疗？

高血压急症、合并肾功能不全的高血压患者，短期降压使用时适合选择袢利尿剂。

轻、中度的单纯收缩期高血压，盐敏感性高血压，合并肥胖或糖尿病，更年期女性，合并心力衰竭，老年高血压等高血压患者适合选择噻嗪类利尿剂，既有较强的降压效应，还可增强其他降压药的疗效。

原发性醛固酮增多症、难治性高血压患者首选螺内酯。使用噻嗪类利尿剂的患者可联合选用氨苯蝶啶等保钾利尿剂。

（李　平　肖凡凯）

使用利尿剂有哪些注意事项？ 15

　　痛风患者禁用噻嗪类利尿剂；高血钾与肾衰竭患者禁用螺内酯、依普利酮；利尿剂单药大剂量长期应用时电解质紊乱、糖代谢异常、高尿酸血症、直立性低血压等不良反应发生率较高，推荐使用中小剂量或联合使用；利尿剂与 β 受体阻滞剂联合应用可能增加糖尿病易感人群的新发糖尿病风险，因此，应尽量避免这两种药物联合使用；严重肾功能不全，特别是终末期肾病患者，应用噻嗪类利尿剂治疗时降压效果差，此时可选用呋塞米等袢利尿剂。

（李　平　肖凡凯）

常用的 β 受体阻滞剂有哪些？ 16

　　β 受体阻滞剂是能选择性地与 β 肾上腺素受体结合，从而拮抗神经递质和儿茶酚胺对 β 受体的激动作用的一种药物类型。β 肾上腺素受体分为 3 种类型，即 β_1 受体、β_2 受体和 β_3 受体，阻滞剂就是阻断这些受体的激动，使心率减慢、房室传导减慢、心肌收缩力下降、支气管收缩、内脏平滑肌收缩等。β 受体阻滞剂是一类重要的心血管病治疗药物，不仅应用于高血压的治疗，在缺血性心脏病、慢性心力衰竭和心律失常等疾病防治中发挥着无可替代的作用。根据对 β_1 和 β_2 受体选择性高低、水脂溶性大小等分类，非选择性 β 受体阻滞剂代表药物为普萘洛尔；选择性 β_1 受体阻滞剂代表药物为比索洛尔、美托洛尔和阿替洛尔；兼有 α 受体阻滞作用的 β 受体阻滞剂代表药有阿罗洛尔、卡维地洛、拉贝洛尔等。

（杨　帆　肖凡凯）

17 哪些高血压患者适合选择β受体阻滞剂？

β受体阻滞剂是治疗高血压的五大类药物之一，可作为初始和维持的用药，且疗效肯定，可用于高血压合并心力衰竭、心绞痛、心肌梗死病史、胸主动脉疾病、心房颤动或其他快速性室上性心律失常等。β受体阻滞剂适用于高交感活性的中青年患者。

新型β受体阻滞剂如高选择性β₁受体阻滞剂酒石酸美托洛尔或琥珀酸美托洛尔、比索洛尔，或兼有α受体阻断作用的阿罗洛尔、卡维地洛等，均不同于传统的非选择性β受体阻滞剂，它们对血糖、血脂代谢的影响以及对外周血管的不良影响相对较小，可以相对安全有效地应用于糖尿病合并高血压的患者。拉贝洛尔可用于妊娠相关高血压和高血压急症、围手术期禁食期间高血压的降压治疗。

（尹新华　刘　越）

18 哪些高血压患者不适合使用β受体阻滞剂？

肥胖者、糖代谢异常者、脑卒中患者、间歇性跛行者、慢性阻塞性肺疾病患者使用β受体阻滞剂要慎重。对于合并支气管哮喘、二度及以上房室传导阻滞及严重心动过缓的高血压患者不适合使用β受体阻滞剂。

（杨　帆）

常用的钙通道阻滞剂有哪些？ 19

　　常用的钙通道阻滞剂（CCB）分为二氢吡啶类 CCB 与非二氢吡啶类 CCB，二氢吡啶类 CCB 主要作用于动脉，而非二氢吡啶类 CCB 主要作用于心脏。二氢吡啶类 CCB 主要有硝苯地平，非二氢吡啶类 CCB 有维拉帕米、地尔硫䓬。降压主要用二氢吡啶类 CCB，根据药物作用的时间的长短，分为长效和短效的降压药，长效的包括氨氯地平、左旋氨氯地平、拉西地平、贝尼地平、马尼地平、乐卡地平、非洛地平缓释片及硝苯地平控释片。短效的有硝苯地平、尼莫地平、尼群地平等。

（杨　帆　肖凡凯）

长效的钙通道阻滞剂有哪些优点？ 20

　　（1）适应证广泛，几乎适合所有的高血压患者。较少发生不良反应，达标率高。

　　（2）不受非甾体抗炎药物和盐摄入量的影响，对血脂、血糖和尿酸代谢过程的影响小。

　　（3）24 小时有效控制血压，能够降低清晨高血压，最大限度地降压同时降低心血管危险。长效钙通道阻滞剂降压平稳、持久有效，同时不良反应小，患者耐受性、依从性更好。

（尹新华　刘　越）

21 哪些高血压患者适合选择钙通道阻滞剂治疗？

　　钙通道阻滞剂（CCB）降压疗效强，轻、中、重度高血压患者均可使用。其中二氢吡啶类CCB适用于老年高血压、单纯收缩期高血压，以及高血压伴稳定型心绞痛、冠状动脉粥样硬化或颈动脉粥样硬化及周围血管病的患者。二氢吡啶类CCB没有绝对禁忌证，但快速性心律失常与心力衰竭患者不宜使用。

　　临床上非二氢吡啶类CCB维拉帕米、地尔硫䓬也可以用于降压治疗。但禁用于合并二度至三度房室传导阻滞、心力衰竭的患者。

（赵洛沙　肖凡凯）

22 常用的普利类/沙坦类药物有哪些？

　　常用的普利类药物：也就是医生常说的ACEI类药物，有卡托普利、依那普利、贝那普利、咪达普利、赖诺普利、培哚普利、雷米普利、群多普利、福辛普利等。

　　常用的沙坦类药物：也就是医生常说的ARB类药物，有氯沙坦、缬沙坦、厄贝沙坦、坎地沙坦、替米沙坦、奥美沙坦、依普沙坦、阿利沙坦等。

（杨　帆　肖凡凯）

哪些高血压患者适合选择普利类/沙坦类药物治疗？ ㉓

（1）醛固酮增多引起的高血压患者，可以使用普利类。

（2）合并有冠心病、外周动脉硬化的高血压患者。

（3）合并有心力衰竭、左心室肥厚、左心功能不全的高血压患者。

（4）合并有蛋白尿的高血压患者。

普利类药物是高血压患者的福音，不仅能治疗高血压，而且能延缓患者疾病的进展和改善预后。

（尹新华　刘　越）

哪些高血压患者不适合使用普利类/沙坦类药物？ ㉔

普利类/沙坦类药物有严重的致畸胎作用，因此，怀孕或计划怀孕的女性严禁使用。此外，血管神经性水肿、双侧肾动脉狭窄、血钾 > 5.5 mmol/L、血压 < 90 mmHg、血肌酐 > 265 μmol/L 且有症状，以及左室流出道梗阻，如主动脉瓣严重狭窄、主动脉缩窄的患者均不适合使用。

（赵洛沙　杨　帆）

25 新型降压药物沙库巴曲缬沙坦有什么降压优势？

　　新型降压药物沙库巴曲缬沙坦（ARNI）最早可代替普利类或沙坦类用于慢性心力衰竭的治疗，能降低心血管死亡和心力衰竭住院的风险。现在也推荐用于高血压的治疗。沙库巴曲缬沙坦钠包括两种成分。一种成分是缬沙坦，降压同时能够逆转高血压导致的左心室肥厚，有助于改善高血压导致的心力衰竭。另一种成分是沙库巴曲，是脑啡肽酶抑制剂，能够排钠、排水、扩血管，从而改善心脏功能和减轻胸闷的症状。

（杨　帆　李　平）

26 哪些高血压患者适合选择沙库巴曲缬沙坦治疗？

　　沙库巴曲缬沙坦适用于老年高血压、盐敏感性高血压、高血压合并心力衰竭、高血压合并左心室肥厚、高血压合并慢性肾脏病（CKD 1～3期）和高血压合并肥胖的患者。常规用量为200毫克，每天一次，对于难治性高血压患者可增至300～400毫克/天，不能与普利类/沙坦类联合使用（不包括缬沙坦）。对重度肾功能损害、肾动脉狭窄及中度肝功能损害者应慎用。使用普利类/沙坦类出现血管神经性水肿及妊娠者禁用。用药前和用药期间定期监测血压、血钾、肾功能和肝功能。

（杨　帆　李　平）

常用的 α 受体阻滞剂有哪些？ 27

　　根据 α 受体阻滞剂对受体亚型的选择性不同，可将其分为三类：非选择性 α 受体阻滞剂、选择性 α_1 受体阻滞剂、选择性 α_2 受体阻滞剂。非选择性 α 受体阻滞剂包括酚苄明、酚妥拉明、妥拉唑林、呱哚拉明等，这类药物在降压的同时可导致心率加快，除用于嗜铬细胞瘤引起的高血压以外，一般不用于其他高血压患者。选择性 α_1 受体阻滞剂以哌唑嗪为代表，还包括特拉唑嗪、多沙唑嗪、布那唑嗪、曲马唑嗪及乌拉地尔，这类药物在降压的同时无明显加快心率作用。

（赵洛沙　杨　帆）

哪些高血压患者适合选择 α 受体阻滞剂治疗？ 28

　　因为 α 受体阻滞剂不良反应较多，如可以引起直立性低血压、心动过速、鼻塞、恶心、呕吐、腹痛、诱发或加重消化道溃疡及出现嗜睡、乏力等症状，现在已退出一线降压药物之列。只有对于利尿剂、钙通道阻滞剂、普利类、沙坦类等足量应用后，仍不能满意控制血压的患者考虑联合用药。特拉唑嗪降压作用温和，直立性低血压出现较少，可用于高血压合并前列腺增生的患者；酚苄明、酚妥拉明等非选择性 α 受体阻滞剂用于嗜铬细胞瘤的治疗；α－β 受体阻滞剂拉贝洛尔可用于妊娠相关高血压患者和高血压急症、围手术期禁食期间高血压患者的降压治疗，卡维地洛可用于高血压合并心力衰竭或冠心病的患者。

（赵洛沙　杨　帆）

29 常用的单片复方制剂降压药有哪些?

　　常用的单片复方制剂降压药分为如下几种类型。

　　(1)传统制剂:北京降压0号、复方降压片。

　　(2)新型制剂:沙坦类+利尿剂(厄贝沙坦/氢氯噻嗪片、替米沙坦/氢氯噻嗪片、氯沙坦钾/氢氯噻嗪片、缬沙坦/氢氯噻嗪片),普利类+利尿剂(依那普利/氢氯噻嗪片、培哚普利/吲达帕胺片),沙坦类+地平类(缬沙坦/氨氯地平片),β受体阻滞剂+利尿剂(比索洛尔/氢氯噻嗪片)等。

　　(3)干预心血管危险因素的多效复方制剂:降压药+降脂药(氨氯地平阿托伐他汀钙片)、降压药+叶酸(马来酸依那普利叶酸片、氨氯地平叶酸片)。

　　　　　　　　　　　　　　　　　　　　(李 平 肖凡凯)

30 哪些高血压患者适合选择单片复方制剂降压药治疗?

　　单片复方制剂比使用两组分药物的价格更低,也可缩短降压达标时间,减少门诊随访观察次数,有效保护靶器官,减少心脑血管并发症,从而节省医疗开支。推荐用于单药治疗不能控制的原发性高血压患者。单片复方制剂是联合用药的一种方式,可以减少服药片数,经济实惠,服用方便,增加治疗依从性。

　　　　　　　　　　　　　　　　　　　　(李 平 杨 帆)

使用单片复方制剂降压药有哪些注意事项？ ③1

使用单片复方制剂时应选用小剂量或常规剂量，当血压不达标时，最好联合其他类的降压药。应了解复方制剂中各成分及其主要的不良反应和禁忌证，避免盲目、不恰当地使用，以及不合理地联合其他降压药，如珍菊降压片联合吲达帕胺、复方利血平片联合 β 受体阻滞剂等。传统固定复方制剂之间不宜联合，因其主要成分大都相同或相似，联合应用非但不能增加降压疗效，反而使不良反应叠加，如复方利血平片与珍菊降压片联用，里面的成分利血平与可乐定均具有中枢抑制和减慢心率作用，两药联合可增加抑郁及自杀的风险。

（赵洛沙　李　平）

老年高血压患者选择降压药的原则有哪些？ ③2

治疗老年高血压的理想降压药物应满足平稳、有效降压，安全性好，不良反应少，服用简便的要求。老年高血压药物治疗应遵循以下原则。

（1）小剂量开始，平稳降压，降压速度不宜太快，尽可能选择长效降压制剂。

（2）慎重选择，严密观察有无降压治疗相关的脑供血不足、心肌缺血的症状及药物不良反应。

（3）多药联合，逐步达标，当单药常规剂量不能达到降压目标时，应联合使用。

（4）因人而异，个体化治疗。

（5）监测直立位血压，避免低血压。

（刘梅林　杜佳丽）

33　高龄老年高血压如何治疗？

　　高血压患者年龄≥80岁，称为高龄老年高血压。高龄老年人，如果健康状态良好，建议将血压控制在150/90 mmHg以内，如能耐受降压治疗，可降至<140/90 mmHg。如为衰弱的高龄老年高血压患者，血压≥160/90 mmHg，考虑启动降压药物治疗，收缩压控制目标为<150 mmHg，但尽量不低于130 mmHg。

　　高龄患者容易发生药物不良反应，降压药物应从小剂量开始，避免过度降低血压，尽量避免血压降低速度过快和大幅度血压波动，警惕直立性低血压和餐后低血压。若治疗过程中出现头晕、心绞痛等心脑血管灌注不足症状时应减少降压药物剂量并寻找可能的诱因。

（刘梅林　杜佳丽）

34　老年高血压如何选择降压药？

　　老年高血压患者常选用钙通道阻滞剂和噻嗪类利尿剂；如果合并心力衰竭的患者首选利尿剂、沙库巴曲缬沙坦、普利类或沙坦类、β受体阻滞剂治疗；合并糖尿病、蛋白尿的患者首选普利类或沙坦类；合并冠心病的患者首选普利类和β受体阻滞剂；对合并前列腺肥大或使用其他降压药而血压控制不理想的患者，可考虑加用小剂量α受体阻滞剂，需注意预防直立性低血压，从卧位站起时要小心缓慢，睡前服用。

（赵洛沙　李　平）

降压药物会影响男性生殖功能吗？（35）

　　随着国家二孩、三孩政策出现，很多家庭纳入了生育计划，而很多男性高血压患者会担心降压药物是否会影响生殖功能？其实，降压药是否影响生殖功能与个体差异、药物使用时间和剂量等多种因素有关。对于拟生育家庭的男性高血压患者，积极改善生活方式、增加体育运动、控制饮食和体重、戒烟等尤为重要。对于需要药物治疗者，优先推荐选用钙通道阻滞剂和普利类。服用依普利酮患者男性勃起功能障碍（ED）发生率为3%；螺内酯可引起性欲和勃起功能减弱，会引起精子活动度和浓度下降；噻嗪类利尿剂可以引起ED；美托洛尔、阿替洛尔及普萘洛尔等β受体阻滞剂可导致ED。

（赵洛沙　李　平）

36 舒张压（低压）高如何治疗？

　　舒张压（低压）高主要见于中青年患者，最重要、最有效的办法是改变不健康生活习惯，特别是减轻体重、健康饮食、按时起居、生活规律、充足睡眠、不大量喝酒、精神放松等措施对于降低血压有很好的效果。如果血压仍然不能得到有效控制，就要在医生指导下应用降压药物治疗。中青年患者可以首选普利类、沙坦类或地平类降压药，伴有心跳快（休息状态下每分钟心跳超过80次）也可选用地尔硫䓬、美托洛尔、比索洛尔等药物。

　　　　　　　　　　　　　　　　（杨帆　李平）

37 儿童青少年高血压如何选择降压药？

　　儿童青少年高血压的药物治疗原则是从小剂量、单一用药开始，同时兼顾个体化，视疗效和血压水平变化调整治疗方案和治疗时限，必要时联合用药。目前经原国家食品药品监督管理局（CFDA）批准的儿童青少年降压药品种有限，具体如下。

　　（1）血管紧张素转化酶抑制剂（ACEI类）：卡托普利。

　　（2）利尿剂：氨苯蝶啶、氯噻酮、氢氯噻嗪、呋塞米。

　　（3）钙通道阻滞剂：氨氯地平。

　　（4）肾上腺素受体阻滞剂：普萘洛尔、阿替洛尔及哌唑嗪。

　　卡托普利、氨氯地平作为首选。单药治疗4~8周血压还未达标，应该增加剂量或联合治疗，临床中最常用的组合是普利类和利尿剂。

　　　　　　　　　　　　　　　　（杨宁　徐园园）

妊娠期高血压疾病如何治疗？ 38

孕期选择降压药物需谨慎。对于严重高血压要进行降压治疗。

（1）血压≥160/100 mmHg 的高血压孕妇应启动降压治疗。

（2）收缩压≥140 mmHg 和（或）舒张压≥90 mmHg 的高血压患者也可应用降压药。

妊娠期高血压疾病患者和子痫前期高危孕妇均需进行生活方式的干预，生活方式干预应该从拟孕阶段即开始进行。推荐口服降压药物有拉贝洛尔、硝苯地平、甲基多巴，静脉用药包括拉贝洛尔、肼苯哒嗪。当子痫前期患者出现严重高血压、蛋白尿、血压升高伴神经系统症状或体征时，给予硫酸镁预防抽搐发生。对于原有高血压的患者，建议妊娠计划6个月前停用普利类或沙坦类药物，换用拉贝洛尔和硝苯地平。

（杨　宁　徐园园）

妊娠期高血压疾病患者发生 39 子痫如何治疗？

子痫患者要尽快送往医院。脑血管意外是子痫患者最常见的死亡原因。当收缩压持续≥160 mmHg，或舒张压≥110 mmHg 时要积极降压以预防心脑血管并发症。紧急处理包括一般急诊处理、降低血压、控制抽搐、适时终止妊娠等。指南推荐的降压药物有硝苯地平、拉贝洛尔和甲基多巴。硫酸镁是治疗子痫及预防复发的常用药物。要监测及积极处理子痫之后的胎盘早剥、肺水肿等并发症。

（赵洛沙）

40 主动脉夹层如何治疗?

　　急性期患者无论是否采取介入或手术治疗,均应首先给予强化的内科药物治疗。

　　内科治疗:早期急诊降压治疗可静脉应用硝普钠、乌拉地尔等药物使收缩压降至≤120 mmHg,同时给予β受体阻滞剂把心率控制在60~70次/分。维拉帕米或地尔硫草可作为不能耐受β受体阻滞剂患者的替代药物。

　　升主动脉夹层特别是波及主动脉瓣或心包内有渗液者宜急诊外科手术。降主动脉夹层急性期病情进展迅速,病变局部血管直径≥5厘米或有血管并发症者,应争取介入治疗植入支架(动脉腔内隔绝术)。

　　　　　　　　　　　　　　　　　　(赵洛沙)

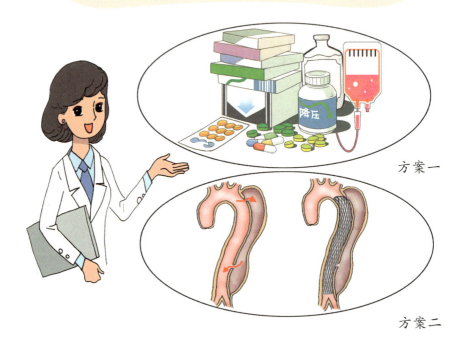

方案一

方案二

肾血管性高血压如何治疗？ 41

（1）手术治疗：分为2种，一种是内科介入治疗，一种是外科手术。对于动脉粥样硬化肾动脉狭窄患者采取球囊扩张成形+支架植入治疗；大动脉炎累及肾动脉的患者，在炎症不活动且稳定2个月以上，可给予球囊扩张成形治疗，尽量不使用支架植入，除非合并肾动脉夹层或者难以恢复有效血流；而肾动脉纤维肌性结构发育不良的介入治疗也是以球囊扩张成形为主，尽量不植入支架。无法使用介入方法的患者可选择外科手术治疗。

（2）药物治疗：单侧肾动脉狭窄可以选用普利类、沙坦类、钙通道阻滞剂、β受体阻滞剂；利尿剂可用于双侧肾动脉狭窄的患者；双侧严重肾动脉狭窄患者禁用普利类或者沙坦类，单侧肾动脉狭窄的患者使用普利类或者沙坦类也要注意从小剂量开始，密切监测肾功能，根据肾功能的情况逐渐加量；动脉粥样硬化性肾动脉狭窄，长期使用他汀降脂及抗血小板治疗；大动脉炎累及肾动脉的患者，在炎症活动期应用糖皮质激素。

（李　萍）

42 原发性醛固酮增多症如何治疗？

（1）手术治疗：是醛固酮瘤及原发性肾上腺皮质增生患者首选的治疗方法。如患者不愿手术或不能手术，则可予药物治疗，术后大部分可治愈。

（2）药物治疗：首选的药物是螺内酯，同时也可选用钙通道阻滞剂、血管紧张素转化酶抑制剂等。

（李　萍）

43 嗜铬细胞瘤如何治疗？

（1）手术治疗：手术治疗是首选。只要发现早并及时手术切除，绝大多数术后有非常好的治疗效果，高血压可以完全治愈。如术后高儿茶酚胺血症持续存在，建议复查CT、磁共振成像（MRI）寻找远处转移灶，可能发现因术前原发灶高代谢活性而被掩盖的转移病灶。

（2）药物治疗：常规单药效果不佳时，需联合应用药物，如酚妥拉明、哌唑嗪、特拉唑嗪、多沙唑嗪、拉贝洛尔、尼卡地平、维拉帕米、硝普钠、卡托普利、依那普利、赖诺普利等。

（李　萍）

库欣综合征如何治疗？ 44

　　库欣综合征的治疗可归纳为手术治疗、放射治疗、药物治疗。

　　（1）手术治疗：手术治疗包括经蝶鞍垂体瘤手术和肾上腺手术。经蝶显微镜或内镜手术切除垂体促肾上腺皮质激素瘤，成功率可达80%～90%。复发者可再次经蝶垂体手术治疗。腹腔镜双侧肾上腺切除术可快速有效缓解高皮质醇血症，但会造成永久性肾上腺皮质功能减退，需终身使用糖皮质激素及盐皮质激素替代治疗，适用于库欣病诊断明确，但鞍区未见病灶，手术探查未缓解且药物治疗不能耐受或无效的患者。

　　（2）垂体放射治疗：包括立体定向放疗和分次外照射治疗。适用于垂体术后残留病灶、拒绝手术治疗的库欣病微腺瘤患者，可能并发垂体功能减退，需定期随访。

　　（3）药物治疗：可选择酮康唑、米托坦、氨鲁米特、米非司酮、赛庚啶、溴隐亭等。

（李　萍）

45 哪些继发性高血压患者需要介入或外科手术治疗?

　　介入治疗的方法主要是针对狭窄的血管进行球囊扩张成形和支架植入术,比如有主动脉缩窄、肾动脉狭窄的患者,可以选择血管成形术及支架植入术,改善血流量,这样就可以起到降低血压的作用。原发性醛固酮增多症、嗜铬细胞瘤、库欣综合征及不适合进行介入治疗的肾血管性高血压、主动脉缩窄等患者则需要进行外科手术治疗。

（杨　帆　李　平）

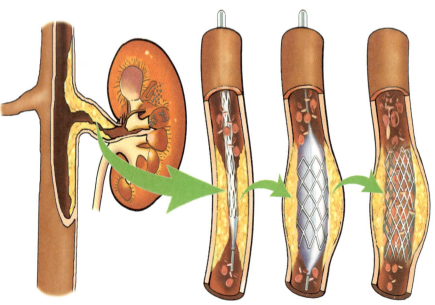

肾动脉狭窄　　　导入支架　　展开支架　　固定支架

代谢相关性高血压如何选择降压药物？ 46

　　对于代谢相关性高血压患者，降压时通常优先选择普利类或沙坦类，如普利类或沙坦类药物降压不能达标，可联合使用钙通道阻滞剂或其他降压药物。合并微量白蛋白尿的糖尿病患者，推荐将最大耐受剂量的普利类或沙坦类作为一线降压药物，如普利类和沙坦类均不能耐受，可考虑使用钙通道阻滞剂。小剂量噻嗪类利尿剂与普利类或沙坦类联合可增加降压效果，螺内酯则可用于难治性高血压的联合治疗。对心率加快或合并冠心病及心功能不全的患者，可联合使用β受体阻滞剂。

（赵洛沙　杨　帆）

白大衣高血压如何治疗？ 47

　　首先应明确是否为白大衣高血压，常用24小时动态血压检测或家庭自测血压的方法。对于确诊白大衣高血压的患者应检查有无危险因素和靶器官损害，若有靶器官损害或心血管高危因素证据存在，应给予药物治疗。对不需要药物治疗的白大衣高血压患者，应建议其改善生活方式，如调理饮食、戒烟酒、控制体重、多运动等，同时进行心理方面的指导并须密切随诊，监测血压。

（杨　帆　肖凡凯）

48 难治性高血压如何治疗？

难治性高血压的治疗是综合性的。一要重视生活方式的干预，如摄入盐每天< 5克，在烹饪过程中尽量少用含钠盐的调味料，难治性高血压中盐敏感者盐摄入量必须控制在≤ 2克；控制体重指数（体重/身高的平方）在正常范围（18.5～23.9），成年人腰围 <90/85厘米（男/女）；合理膳食，均衡营养。二要加强随访，提高患者治疗依从性。三要合理选择降压药物，从而达到有效控制难治性高血压的目的，最大限度降低心血管发病和死亡风险。

（杨 帆 肖凡凯）

49 高血压急症如何治疗？

发生高血压急症应持续监测血压及生命体征；去除或纠正引起血压升高的诱因及病因；酌情使用有效的镇静药以消除恐惧心理；尽快静脉应用合适的降压药控制血压，以阻止靶器官进一步损害，对受损的靶器官给予相应的处理；降低并发症并改善结局。经过初始静脉用药血压趋于平稳，可以开始口服药物，静脉用药逐渐减量至停用。常用的药物有硝普钠、硝酸甘油（合并心肌缺血）、乌拉地尔、酚妥拉明（嗜铬细胞瘤）、尼卡地平、艾司洛尔、地尔硫䓬、拉贝洛尔等。

（赵洛沙 杨 帆）

高血压急症治疗中如何控制降压的幅度及速度？ 50

　　为了避免相应的并发症，在高血压急症的治疗中需要适当限制降压的幅度及速度。初始阶段（1小时内）血压控制的目标为平均动脉压的降低幅度不超过治疗前水平的25%。在随后的2~6小时内将血压降至160/100 mmHg左右。如果可耐受，以后24~48小时逐步降压达到正常水平。对于妊娠合并高血压急症的患者，应尽快、平稳地将血压控制到相对安全的范围（<150/100 mmHg，不低于130/80 mmHg）。

（赵洛沙）

高血压亚急症如何治疗？ 51

　　高血压亚急症是指血压显著升高但不伴靶器官损害。通常在24~48小时将血压缓慢降至160/100 mmHg。目前尚无证据说明紧急降压治疗可以改善预后。一般可通过口服降压药控制血压，用药后监测血压5~6小时。要定期去专科门诊调整治疗方案及药物剂量，以免高血压亚急症反复发生，最终导致严重后果。伴有心血管疾病的高血压亚急症患者应住院治疗。

（赵洛沙）

52 高血压合并高脂血症如何治疗？

　　高脂血症尤其低密度脂蛋白胆固醇（LDL-C）增高是动脉粥样硬化发生、发展的主要危险因素。高血压伴血脂异常的患者，应在生活方式干预的基础上，积极降压治疗以及适度降脂治疗。对心血管疾病低风险患者，严格实施生活方式干预6个月后，血脂水平不能达标者，考虑药物降脂治疗。对心血管疾病中危风险患者，应立即采用中等强度他汀类治疗，必要时采用联合降胆固醇药物依折麦布或其他降脂药物等。常用的他汀类药物：洛伐他汀、辛伐他汀、普伐他汀、氟伐他汀、阿托伐他汀、瑞舒伐他汀和匹伐他汀等。

（李　平　肖凡凯）

53 高血压患者血脂降到多少合适？

　　高血压患者的血脂尤其是低密度脂蛋白胆固醇水平与心血管疾病的发病风险密切相关，降低低密度脂蛋白胆固醇可显著减少心血管疾病事件风险，因此，通常将低密度脂蛋白胆固醇作为临床降脂治疗主要干预靶点。不同危险人群需要达到的低密度脂蛋白胆固醇目标值有很大不同，低危、中危患者，低密度脂蛋白胆固醇<3.4mmol/L；高危患者，低密度脂蛋白胆固醇<2.6mmol/L；极高危患者，低密度脂蛋白胆固醇<1.8mmol/L。

（李　平　肖凡凯）

妊娠期高血压疾病患者如何把握分娩时机？ 54

　　分娩时机应根据其高血压类型、胎儿周龄及孕妇状态等多种因素决定。不足 37 周的妊娠高血压或非重度子痫前期，在保证母亲安全的前提下，尽可能延长妊娠周期，一旦足月，建议终止妊娠；不足 34 周的重度子痫前期，可以在具备孕产妇及新生儿重症监护条件的医疗机构行期待治疗，并进行糖皮质激素促胎肺成熟治疗；胎龄 ≥ 34 周的重度子痫前期，新生儿存活率高，延长妊娠会增加母亲并发症，母胎情况稳定后考虑终止妊娠；慢性高血压孕妇建议在 38 周以后终止妊娠；慢性高血压合并子痫前期孕妇终止妊娠时机与子痫前期相似。HELLP 综合征是以溶血、肝酶升高和血小板减少为特征的妊娠期高血压疾病并发症，常危及母胎生命安全，及时干预并终止妊娠尤为重要。不足 34 周的 HELLP 综合征，若胎儿可以存活，在促胎肺成熟治疗 24 ~ 48 小时后立即终止妊娠；达 34 周时，待病情稳定后立即终止妊娠。

（杨　宁　徐园园）

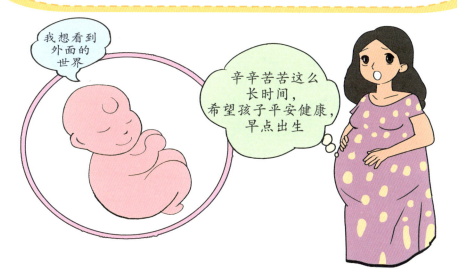

我想看到外面的世界

辛辛苦苦这么长时间，希望孩子平安健康，早点出生

55 哪些情况下妊娠期高血压疾病患者需终止妊娠？

如出现以下情况需终止妊娠。

（1）在应用糖皮质激素促胎肺成熟48小时后如出现临产、未足月胎膜早破、血小板减少（$<100×10^9/L$）、持续肝酶升高（血清转氨酶水平为正常参考值2倍以上）、严重胎儿生长受限、羊水过少、脐动脉血舒张期末期断流甚至反流、新发的肾功能异常或者肾功能损伤加剧。

（2）难治性高血压、脑血管意外、子痫、肺水肿、弥散性血管内凝血（DIC）、可疑胎儿受损、胎死宫内。

（杨 宁 徐园园）

56 高血压脑病如何选择药物治疗？

发生高血压脑病时，宜选用乌拉地尔、拉贝洛尔（此两者不增加颅内压）、尼卡地平治疗。由于硝普钠使用时需严格的监护条件并可使颅内压升高而影响脑血流灌注，因而本药的应用受到限制。颅内压明显升高者可加用甘露醇、利尿剂。

（田 刚 马云龙）

高血压合并脑卒中如何选择药物治疗？ 57

　　高血压合并急性出血性脑卒中时推荐使用拉贝洛尔静脉注射，因其能在降低颅内压的同时平稳降低血压。钙通道阻滞剂能扩张脑血管，增加脑血流，但可能增高颅内压，应慎重使用。α受体阻滞剂往往出现明显的降压作用及导致明显的直立性低血压，应谨慎使用。如果颅内压升高时需首先降低颅内压，选用呋塞米、甘露醇等药物，硝普钠慎用。

　　合并缺血性脑卒中时选用注射乌拉地尔、拉贝洛尔或硝普钠，急性期颅内压升高者谨慎使用降压药，治疗上以利尿剂为基础。舌下含服硝苯地平可引起血压急剧降低，明显增加心脑血管风险，应禁止使用。

（田　刚　马云龙）

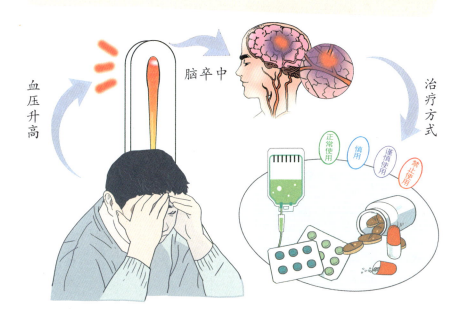

血压升高　脑卒中　治疗方式

正常使用　慎用　谨慎使用　禁止使用

58 高血压合并阻塞性睡眠呼吸暂停综合征如何治疗？

对于高血压合并阻塞性睡眠呼吸暂停综合征（OSAS）的患者，应采取的方法有减肥、戒烟酒、避免应用镇静剂、睡觉时采用侧卧位或把头和躯干抬高30°、使用口腔矫正器、五官科手术及持续气道正压通气（CPAP），其中CPAP是目前治疗OSAS首选和最有效的方法。降压药物首选普利类或β受体阻滞剂。

（李　平　杨　帆）

 各类治疗方法列举

治疗方法	正压通气（呼吸机）	口腔矫治器	外科手术
适应证	各种程度的睡眠呼吸暂停低通气综合征患者	单纯鼾症者	作为口腔矫治器不耐受或治疗失败的患者的次要选择
优点	无任何创伤、安全、舒适	无任何创伤	见效快
缺点	极少数患者不能耐受	有窒息风险	有创伤、费用高、易复发、易出现手术并发症

药物引起的高血压如何治疗？ 59

对于药物引起的高血压应该是预防重于治疗。使用某种药物前，应充分了解其相应的不良作用，尤其是对于高血压的高危人群，应尽量避免使用致高血压药物，选择其他同疗效的药物。如果使用可能引起高血压的药物，则应密切监测血压，调整该药物剂量。治疗原则如下。

（1）立即停用致高血压药物。

（2）由于病情需要不能停用致高血压药物或停药后血压不能恢复者，进行降压治疗。

（3）根据具体药物引起血压升高和影响降压药作用的机制，选择合理降压方案。

（4）积极治疗并发症。

（李　平　肖凡凯）

对于药物引起的高血压如何选择降压药物？ 60

不同药物引起的高血压，选择降压药物也有所区别。

（1）非甾体抗炎药：降压药首选钙通道阻滞剂。

（2）避孕药物：立即停药。停药3～6个月后，血压可恢复正常，如果3～6个月后仍未恢复，可进行降压治疗。降压药物可选择普利类、利尿剂和β受体阻滞剂。

（3）糖皮质激素：降压药物可选择利尿剂、β受体阻滞剂、普利类，注意密切监测血钾，预防低钾血症。

（4）免疫抑制剂：二氢吡啶类钙通道阻滞剂降压效果较好，也可使用普利类，可联合排钾利尿药。也可应用β受体阻滞剂。单独使用利尿剂虽然可降低血压，但会增加肾毒性。

（李　平）

61　当肿瘤遇上高血压如何进行治疗？

肿瘤合并高血压的患者在启动抗肿瘤治疗之前应优化药物治疗，为有效控制血压常需要联合治疗方案。抗肿瘤治疗前、治疗期间及治疗后均应密切监测血压，及时调整降压药物剂量，避免出现严重心血管事件。首选普利类（或沙坦类）、β受体阻滞剂及二氢吡啶类钙通道阻滞剂。

治疗目标是血压控制在 140/90 mmg 以下，合并糖尿病者血压控制在 130/80 mmg 以下。在抗肿瘤治疗过程中血压再次升高者，可考虑减低化疗剂量、强化降压治疗或者暂停使用血管内皮细胞生长因子抑制剂；一旦血压达标，血管内皮细胞生长因子抑制剂可重新使用至最佳治疗量。同时要注意影响血压的其他因素如焦虑、疼痛、睡眠障碍，合用其他药物如激素、促红细胞生成素、非甾体抗炎药等。

（肖凡凯）

62　抗肿瘤治疗的患者不宜使用哪些降压药物？

正在进行抗肿瘤药物治疗的高血压患者应避免使用非二氢吡啶类钙通道阻滞剂（如地尔硫䓬、维拉帕米），因该类药物易与由 P-糖蛋白和细胞色素P450 3A4 代谢的几种抗癌药物相互作用。利尿剂的使用应该谨慎，尤其在应用凡德他尼、卡博替尼、舒尼替尼等明显延长 QT 间期的抗肿瘤药物时，如引起电解质紊乱可进一步延长 QT 间期，诱发心律失常。

（肖凡凯）

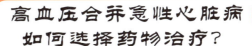

高血压合并急性心脏病如何选择药物治疗？ 63

高血压合并急性冠状动脉综合征时，宜选用硝酸甘油、艾司洛尔、拉贝洛尔、尼卡地平。合并急性心力衰竭时，首选硝普钠、钙通道阻滞剂、血管紧张素转化酶抑制剂及利尿剂，禁用 β 受体阻滞剂和直接血管扩张剂。

（田　刚　马云龙）

有合并症的老年高血压患者如何选择降压药物？ 64

（1）老年高血压合并脑卒中：慢性期推荐普利类（或沙坦类）、利尿剂、长效钙通道阻滞剂。

（2）老年高血压合并冠心病：推荐 β 受体阻滞剂和普利类（或沙坦类），治疗后血压难以控制，或并发血管痉挛性心绞痛时联合钙通道阻滞剂。

（3）老年高血压合并慢性心力衰竭：若无禁忌证，选择利尿剂、β 受体阻滞剂、普利类（或沙坦类）、血管紧张素受体脑啡肽酶抑制剂及醛固酮受体拮抗剂。血压不达标时联合氨氯地平或非洛地平。

（4）老年高血压合并心房颤动：首选普利类（或沙坦类），对持续性快速心房颤动患者可选用 β 受体阻滞剂或钙通道阻滞剂控制心室率。

（5）老年高血压合并肾功能不全：首选普利类（或沙坦类），可联合长效钙通道阻滞剂或利尿剂。

（6）老年高血压合并糖尿病：首选普利类（或沙坦类），其次选噻嗪类利尿剂。

（杨　帆）

65 高血压患者的血压降到多少合适？

不同高血压人群降压目标有所区别。

（1）老年：年龄在 65～79 岁的高血压患者，首先降到150/90 mmHg 以下，如果能够耐受，可以进一步降低到140/90 mmHg 以下；年龄在 80 岁及以上者，应降至150/90 mmHg 以下。以收缩压达标作为老年高血压降压的主要目标。

（2）妊娠：首先降到 150/100 mmHg 以下，若无蛋白尿和其他靶器官损害，也可以在血压 ≥ 160/110 mmHg 时进行药物治疗。

（3）冠心病：降低到 130/80 mmHg 以下，应使舒张压高于 60 mmHg。

（4）糖尿病：降压的目标为 130/80 mmHg 以下。

（5）肾脏疾病：无蛋白尿降到 140/90 mmHg 以下，有蛋白尿降到 130/80 mmHg 以下。

（6）心力衰竭：血压降到 130/80 mmHg 以下。

（7）脑卒中：稳定性脑卒中，血压应控制在140/90 mmHg 以下；急性出血性脑卒中，降到160/90 mmHg 以下；缺血性脑卒中，降到 180/110 mmHg以下。

（尹新华　刘　越）

有合并症的老年高血压患者血压降到多少合适？ 66

对于有合并症的老年高血压患者首先将血压降低至 150/90 mmHg 以下，耐受良好者可降低至 140/90 mmHg 以下。对于年龄 <80 岁且一般状况好、能耐受降压的老年患者，可降至 130/80 mmHg 以下。

对于有症状的颈动脉狭窄患者，降压治疗应慎重，不应过快、过度降低血压，如果能耐受可降至 140/90 mmHg 以下。

急性缺血性脑卒中发病 1 周内降压治疗应谨慎，若血压持续升高 ≥200/110 mmHg，可使用降压药物缓慢降压。急性缺血性脑卒中拟溶栓治疗时血压应控制在 180/100 mmHg 以内，缺血性脑卒中血压长期控制目标为 <140/90 mmHg；急性脑出血血压 ≥180/100 mmHg 时给予降压治疗，目标血压为 160/90 mmHg，脑出血患者血压长期控制目标为 <130/80mmHg。

对于合并冠心病的老年高血压患者，血压控制目标为 <140/90 mmHg，如能耐受可降至 130/80mmHg，舒张压低于 60 mmHg 时应在密切监测下逐步达到收缩压目标。

合并慢性心力衰竭或肾功能不全时血压控制目标为 <130/80 mmHg，高龄患者为 <140/90 mmHg。

合并糖尿病时血压控制目标为 <140/90 mmHg，若能耐受可降低至 130/80 mmHg 以下。

降压药物更多降低收缩压，对舒张压的降幅小，老年患者降压治疗应强调收缩压达标，在患者能耐受的前提下逐步降压达标，避免过快、过度降低血压。

（刘梅林　杜佳丽）

67 高血压急症血压应该降到多少合适？

　　一般情况下，初始阶段（数分钟到 1 小时内）血压控制的目标为平均动脉压的降低幅度不超过治疗前水平的 25％。在随后的 2～6 小时内将血压降至较安全水平，一般为 160/100 mmHg 左右，如临床情况稳定，在以后 24～48 小时逐步降低血压达到正常水平。若为主动脉夹层动脉瘤，在患者可以耐受的情况下，降压的目标应该低至收缩压 100～110 mmHg，联合使用足量 β 受体阻滞剂使心率控制在不超过 60 次/分。

　　一旦达到初始靶目标血压，可以开始口服药物，静脉用药逐渐减量至停用。度过危险期后，仍需继续进行高血压的非药物治疗和药物治疗。对于血压在短期内降至安全水平的患者，应在 3～6 个月内将血压逐渐降至正常水平，以改善患者的预后。

（田　刚　马云龙）

68 妊娠期高血压治疗的合适目标值是多少？

　　孕妇未并发器官功能损害时，目标血压应控制在（130~155）/（80~105）mmHg；孕妇并发器官功能损害时，则血压应控制在（130~139）/（80~89）mmHg，且血压不可低于 130/80 mmHg。很多孕妇担心应用降压药物会对胎儿不好，既往研究表明，严格控制血压对胎儿未产生不良影响，且孕妇进展为严重高血压的风险减小。对于非常严重高血压的孕妇应实施严格血压管理，血压管理目标值为舒张压 85 mmHg、收缩压 110～140 mmHg，以降低并发症发生的风险。

（杨　宁　徐园园）

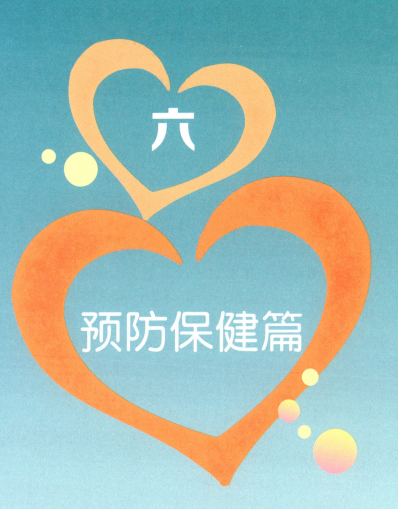

六

预防保健篇

01 高血压患者的生活方式干预包括哪些内容？

（1）合理膳食：建议每人每日食盐摄入量逐步降至 5 克以下。控制总热量，减少油脂类食物摄入。补充蛋白质。每天食用 400～500 克的新鲜蔬菜，1～2 个水果。补钙、补钾。

（2）控制体重：使体重指数（BMI）小于 24 千克/平方米，腰围小于 90/85 厘米(男性/女性)。一般建议每周减重 0.5～1.0 千克，在半年至 1 年内，减掉原体重的 5%～10%。

（3）戒烟限酒：戒烟。建议高血压患者不饮酒，如饮酒，每日酒精摄入量男性不超过 25 克，女性减半。

（4）适量运动：推荐血压控制稳定的患者进行中等强度的有氧运动，如步行、慢跑、骑自行车、游泳等，每周 3～5 次，每次持续 30 分钟左右。运动强度须因人而异，常用运动时最大心率来评估运动强度，中等强度运动为能达到最大心率［最大心率（次／分）=220－年龄］的 60%～70% 的运动。

（5）心理平衡：保持良好的心态，注意疏解自我的心理压力，及时舒缓负性情绪。

（6）维持健康睡眠：每日维持 7～8 小时充足睡眠时间的人群心血管病风险明显降低。良好的睡眠有助于降压，睡眠差者可寻求医师的帮助。

（赵洛沙　肖凡凯）

少盐、少酱油、少味精

合理膳食

心理平衡

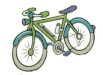
适量运动

少食含盐量高的腌制品

控制高热量含糖饮料

戒烟限酒

高血压患者饮食方面的注意事项有哪些？ **02**

（1）限制钠盐：每天摄入钠盐不应该超过5克。尽量减少外出就餐。

（2）控制脂肪：避免食用胆固醇含量较高的食物，如油炸食品、动物内脏、鸡蛋黄、鱼籽等，多吃豆类和鱼类等降低胆固醇的食物。烹调时多选用植物油，如花生油、菜籽油、芝麻油等。

（3）适量蛋白质：宜多吃富含优质蛋白的食物，如大豆蛋白、鱼类蛋白、鸡蛋清、牛奶等，每日蛋白质的摄入量以每公斤体重1克为宜。若高血压合并肾功能不全，应该限制蛋白质的摄入。

（4）增加矿物质：多进食豆制品、冬瓜、南瓜、水果及含钾丰富的绿叶蔬菜、鱼、瘦肉等。

（5）补充粗纤维和足量维生素：多吃新鲜蔬菜和水果。

（6）戒烟限酒：严格戒烟、戒酒，但对于戒酒有困难的患者至少应该做到限制饮酒。

（韩清华　田　晶）

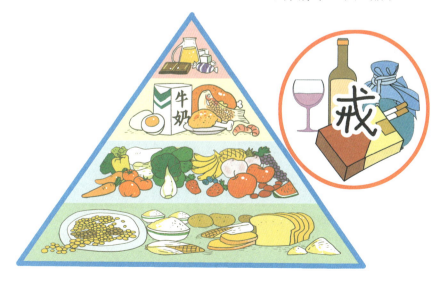

03　降压作用比较好的蔬菜、水果有哪些？

　　不同水果和蔬菜对于降压的作用可能是不一样的，长期吃西兰花、胡萝卜、豆腐或大豆、葡萄干和苹果预防高血压的作用可能优于其他的蔬菜和水果。研究发现，与每周吃不到4份蔬菜、水果的人相比，吃4份以上水果的人高血压风险下降了8%，吃4份以上蔬菜的人高血压风险下降了5%，吃水果预防高血压的效果优于蔬菜。每周吃4份以上的西兰花、胡萝卜、豆腐或大豆、葡萄干和苹果者不容易发生高血压。这可能与蔬菜、水果中的类黄酮和多酚类有关，吃类黄酮高的食物者内皮功能较好，炎症水平较低。苹果中有一种类黄酮叫槲皮素，与安慰剂对比，能够使收缩压降低3 mmHg。

（李　平）

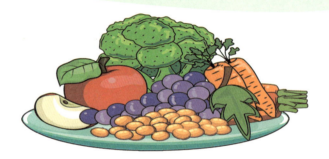

04　高血压患者不宜选择的油脂食物有哪些？

　　①含高饱和脂肪酸的食物：肥肉、动物内脏等含量较高。②含高反式脂肪酸的食物：人造奶油、含起酥油的糕点和方便食品等。③含高胆固醇的食物：动物内脏、蟹黄、鱼籽、鱿鱼等。这三大类油脂摄入过多有害健康，高血压患者不宜选择。

（李　平）

限制钠盐摄入有哪些措施？ 05

（1）推荐食用低钠盐。

（2）改变烹饪方法，利用酸、甜、辣、麻等其他佐料来调味。

（3）很多佐料含盐量都比较高，如酱油、辣酱、豆瓣酱、黄酱等，烹饪时少用这些佐料；

（4）尽量少吃或不吃含盐多的食品，如咸鱼、腊肉、腌肉、咸菜等传统的腌制品。

（5）家用食盐时，最好使用有计量单位的容器，如限盐勺（1勺盐为6克），或啤酒瓶盖（去胶垫后一平盖盐相当于6克），以做到心中有数。

（6）食用包装食品时，要注意了解含盐量。

（7）外出就餐要告知加工食品时尽量少加盐。

（李　平）

高血压患者生活中有哪些注意事项？ 06

高血压患者在日常生活中要避免负重或搬运重物时做屏气、用力动作；多吃粗纤维食物，避免便秘；寒冷的天气不要用冷水洗脸，尽可能用温水；洗澡时及洗澡前后的温差不要太大；泡澡时浴盆或浴缸水位避免过深，建议在胸部以下。

（李　平）

07 高血压患者如何补钙?

缺钙容易导致血压升高,我国营养学会推荐的钙摄入量为每天800毫克。目前人均钙的摄入量仅为每天390毫克。简单、安全和有效的补钙方法是选择合适的高钙食物,如牛奶及奶制品,建议每人每天食用250~500毫升的脱脂或低脂牛奶。虾皮、鱼干含钙也较丰富。补钙的同时要多进行户外运动,多晒太阳,以利于钙的吸收和利用。

(李 平)

08 高血压患者如何戒烟?

烟草依赖是一种慢性成瘾性疾病,有效的戒烟技巧有以下几种。

(1)明确吸烟特点,包括每日吸烟数量、时间及其他吸烟习惯,咨询医师,制订计划,提醒自己戒烟。

(2)在1~2周的准备期后采用"突然停止法"而非"逐渐减量法"开始戒烟。

(3)弃去烟草、烟灰缸、打火机,避免去习惯吸烟的场所,避免条件反射所致复吸。

(4)烟瘾发作是常事,也是可控的,可做深呼吸或咀嚼无糖口香糖,但尽量不用零食代替烟草以免引起血糖升高,身体发胖。

(5)获得家人、朋友的支持。

(6)选择合适的体育锻炼方式,如游泳、跑步、钓鱼、打球等,以缓解压力和精神紧张,把注意力从吸烟上引开。

(7)可在医师指导下,适当应用戒烟药物对抗戒断症状,避免复吸,如尼古丁贴片、尼古丁咀嚼胶(非处方药)、盐酸安非他酮缓释片和伐尼克兰等。

(李 静 司 瑾)

高血压患者能饮酒吗？ 09

　　饮酒显著增加高血压及其他心血管疾病的发病风险，同时增加神经退行性疾病、抑郁、酒精性脂肪肝、酒精性心肌病、酒精性脑病、肝癌等多种疾病的发病风险。饮酒还可对抗降压药的作用，使血压不易控制。高血压患者应尽量戒酒，至少要严格控制饮酒量，每日酒精摄入量男性不超过 25 克，女性减半。如饮酒，则应少量，白酒、葡萄酒或啤酒的量分别少于 50 毫升/天、100 毫升/天和 300 毫升/天。

（赵洛沙）

高血压患者为什么要进行有氧运动？ 10

　　有氧运动是指人体在氧气充分供应的情况下进行的体育锻炼。即在运动过程中，人体吸入的氧气与需求相等，达到生理上的平衡状态。规律的有氧运动有助于控制血压，一次持续时间 20 分钟的中等强度有氧运动，可使收缩压降低 10 mmHg，舒张压降低 5 mmHg，这种降压效果可持续 1~4 小时，约 12 小时后降压效果基本消失。而长期规律的有氧运动，平均可使收缩压降低 3.84 mmHg，舒张压降低 2.58 mmHg。因此，有氧运动是高血压患者控制血压有效的、经济的、理想的方式。

（李　平）

11 高血压患者如何进行运动？

　　日常生活中，建议高血压患者增加体力活动，如步行、购物、做家务等，应保证每天步数达到8 000～10 000步。日常生活以外，可进行多种体育锻炼。常见的运动形式有以下几种。

　　（1）有氧运动，包括快走、慢跑、登山、做体操等，建议每周保证5次以上、每次30分钟以上的中等强度有氧运动。

　　（2）抗阻练习，包括推、拉、拽、举等动作，可以增强肌肉力量，减缓关节负担。建议每周2～3次，每次针对一组主要肌群进行10～15次力量练习。

　　（3）柔韧性练习，包括关节韧带、肌腱、肌肉等的拉伸动作，建议每周进行2次以上柔韧性练习。当拉伸至肌肉拉紧或有轻微不适时，保持姿势60秒，可分为多次，如15秒×4次，或20秒×3次。

　　（4）反应力练习，包括做瑜伽、打太极拳、太极柔力球练习、打羽毛球，可以锻炼人体平衡、灵敏、协调能力。

（李　静　司　瑾）

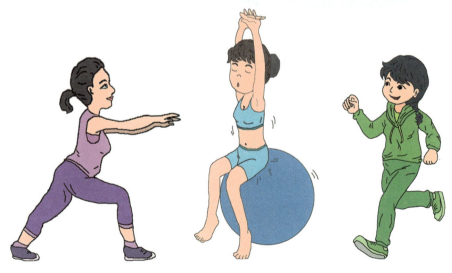

适合高血压患者的运动

如何判断运动是否达到了中等强度？ 12

运动强度的判断因人而异，常用运动时上限心率来评估运动强度。中等强度运动的上限心率（次/分）=170 − 年龄。主观表现为运动中心跳加快、稍有出汗、自我感觉有点累。客观表现为运动中呼吸频率加快、微喘，可以平静说话，但是不能唱歌。休息 10 分钟左右呼吸、心跳恢复到正常或接近正常。对于高血压患者来说，达到中等强度的运动为宜。过大的运动强度会引起血管收缩导致血压急剧上升，可能诱发冠心病或脑血管疾病。

（李 平 肖凡凯）

高血压患者运动时有哪些注意事项？ 13

（1）高血压患者应该根据自身的情况来制订运动计划，采取循序渐进的方式来增加运动量。

（2）衣服选择：服装最好选择舒适吸汗的棉质衣服，穿合适的运动鞋，以防止受伤。

（3）运动前的准备：运动前先热身 5～10 分钟，活动手腕、脚腕，做伸展运动、散步等。

（4）时间：避免清晨锻炼，宜选择下午或傍晚进行锻炼。

（5）地点：避免在街道或马路边运动，应选择在安静的道路、学校操场、公园及其他休闲场所等宽敞的地点进行运动。

（6）时长：通常为 30～50 分钟，出现不适感觉应及时停止活动。

（7）运动中：不宜做憋气动作，避免剧烈的运动。

（8）运动结束时：应避免突然停止运动。

（李 平 肖凡凯）

14 高血压患者应避免的运动有哪些？

短跑、举重、仰卧起坐等短时间的、剧烈使用肌肉和需要屏气的动作属于无氧运动，会使血压瞬间剧烈升高，引发危险，应尽量避免。安静时血压未能良好控制或超过180/110 mmHg的患者，应暂停中度及中度以上强度的运动，必须把血压控制好，再从低强度开始，慢慢增加运动量。

（李 平）

15 高血压患者应如何调整心态？

精神心理显著影响血压，缓解心理压力是控制血压的重要措施。包括：正确认识现实生活，宽以待人，处理好家庭和同事间的关系；保持乐观积极向上的态度，避免一些负性情绪；有心理压力时可采取旅行、运动、逛街、购物、养宠物、找朋友倾诉等排遣压力的方法；必要的时候进行心理咨询是减轻精神压力的科学方法；有严重心理疾病的时候，必须及时求医，以避免和干预心理危机。

（杨 帆）

高血压患者如何调整睡眠？ 16

　　失眠可导致血压昼夜节律失调，引起及加重高血压，使心率增快。良好的睡眠有助于降压。可采取一些相应措施进行调整。

　　（1）晚餐宜少吃，以进食易消化的食物为主，并可配些清淡的汤粥类。

　　（2）睡前热水泡脚或洗热水澡促进血液循环。

　　（3）睡前不吃零食，下午忌饮茶及咖啡。

　　（4）晚上10点半前入睡，上床后不要看手机及电视。

　　（5）失眠及睡眠差者应进行调理或相应治疗，提高睡眠质量，保证每天7~8小时睡眠时间。

（杨　帆）

肥胖的高血压患者如何控制饮食？ 17

　　为了保证身体健康，饮食营养要均衡，在保证一天必需热量的基础上，通过增加运动来减肥。极端地通过控制饮食来减肥，会导致营养不良、电解质紊乱等副作用，这样的减肥不能持久，很容易反弹。合理的控制饮食的方法，包括进餐时细嚼慢咽，快速进食往往导致进食过量；吃饭七分饱时就放下碗；多食用蔬菜等低热量食物；避免进食甜点、薯片等油炸食品；尽量少喝含糖饮料；饭前喝汤以增加饱腹感，减少进食量。

（杨　帆　肖凡凯）

18 高血压患者不吃早餐有害吗？

　　不吃早餐，饥饿会使血压升高，提高肥胖、高血压和糖尿病等的发生风险，对于高血压患者来说患脑出血的风险就提高了。所以早餐至关重要，希望每一位患者朋友都能保持吃早餐的习惯，维护身体健康。

　　对于高血压患者，早餐建议喝豆浆、燕麦粥，吃全麦面包等清淡食物。

（杨　帆）

19 如何预防直立性低血压？

　　长时间卧位或下蹲后突然站立会发生直立性低血压，导致脑供血不足，引起眩晕或跌倒，常见于老年人。所以从卧位或下蹲后站起时要小心，先伸展手脚，抬起上半身，坐2分钟，然后再慢慢站起来。

（李　平）

20 如何预防餐后低血压？

　　预防餐后低血压的方法：不宜吃过烫的食物；餐前半小时内饮水250~500毫升；少吃面食，食用面条、馒头，特别是甜食过多可加重餐后低血压；少食多餐，主食适当减少，两餐之间再补充一些食物；餐后卧位或坐位休息半小时，再逐渐恢复活动；吃饭时不要饮酒，进餐时饮酒可加重餐后低血压；调整服用降压药的时间，餐前服用降压药（特别是短效药物）可能会加重餐后低血压，可将服用降压药的时间改在餐后1~2小时。

（李　平）

如何预防肿瘤合并高血压的发生？ **21**

　　临床上肿瘤患者合并高血压这一现象日趋严重，两种不同的疾病具有多个共同危险因素和发病机制。以下高血压患者需注意的问题与肿瘤的发生亦密切相关。

　　（1）控制体重：20%的肿瘤和体重增加、肥胖有关。肥胖和食管癌、胰腺癌、肝癌、结肠癌、绝经后乳腺癌及子宫内膜癌、肾癌密切相关。体重指数升高，癌症风险增加。

　　（2）控制血糖：乳腺癌、结肠癌、肝癌、子宫内膜癌与2型糖尿病明确相关，而其他肿瘤证据并不确凿。

　　（3）调脂治疗：血脂升高与乳腺癌相关。

　　（4）戒烟：吸烟产生的致癌物质、炎症刺激等可导致癌症及心血管疾病发生。

　　（5）保持良好饮食习惯：许多癌症都跟饮食结构和习惯有关，食物和癌症之间有相应的关系，如红肉与结直肠癌、霉变含黄曲霉毒素的食物与肝癌、含砷的食物与皮肤癌的发生相关。

　　（6）戒酒：饮酒可以导致口咽癌、喉癌、食管癌、肝癌、结肠癌及绝经前后的乳腺癌的发生。

　　（7）运动：运动至少可以预防7种类型的癌症。

（肖凡凯）

22 高血压患者突然出现头晕怎么办？

　　头晕是指周围物体有移动的感觉，可以伴有恶心、呕吐、耳鸣。血压升高可以出现头晕，血压降低也可以出现头晕。因此，对于高血压的患者，一旦出现头晕，首先，应立即测量血压；其次，要触摸一下自己的脉搏，观察如果有脉律不整齐，速度过快、过慢，或者头晕、头痛同时，还伴有吐字不清、口角流口水、手脚不听使唤等，应立即到医院就诊。

（赵洛沙　肖凡凯）

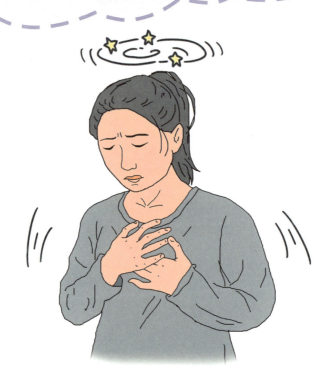

高血压患者突然出现心慌气短怎么办？ ㉓

　　高血压患者如果在快步走或登楼梯时出现心慌气短，休息后缓解，要考虑是否有心肌供血不足或心功能异常。如果在休息状态下出现心慌气短、呼吸困难，就要考虑是否合并出现了血压突然升高或者降低、心律失常、心绞痛和心肌梗死等。不要紧张，立即测量血压。血压过高可酌情服用降压药；血压低于平常，如与药物有关（新调换药物后、剂量有误或重复用药等），平卧休息，适当饮用淡盐水，观察血压；如果与服用药物无关或症状不缓解，应立即就诊。

（赵洛沙　肖凡凯）

妊娠期高血压疾病患者在家中发生子痫如何处理？ ㉔

　　如果患者在家中发生子痫，家属应立即拨打120，同时争取在患者牙关紧闭之前，尽快在其上下牙齿之间塞进一个用纱布或手绢包好的筷子，防止其在抽搐中咬伤口唇和舌部。患者抽搐时间越长，胎儿缺氧越严重，甚至可造成胎儿窒息死亡。患者取侧卧位，避免呕吐物误吸，造成窒息；绝对禁止在患者全身抽搐时强力按压，会导致骨折发生。等待救援期间，发现血压过高要及时使用降压药；保持环境安静，避免声光刺激，防止坠地受伤。有条件的话，请医生携带必备药品进行现场抢救。

（赵洛沙）

25 高血压患者在家突发急性胸痛怎么办？

　　如果胸痛是在胸部表面，有固定的压痛部位，注意观察疼痛部位是否出现皮疹、水疱，如有需要到皮肤科就医。

　　如果胸痛是出现在饥饿时或夜晚，伴有打嗝、吐酸水，吃点馒头能够缓解的，可能是消化性溃疡，可选择时间到医院消化科就诊。

　　如果胸痛部位在胸骨后或心前区，有闷胀感、压迫感，持续时间5～15分钟不等，伴有出冷汗、上肢麻木或者其他部位的疼痛，可能发生了心绞痛或心肌梗死，应立即呼叫120急诊入院。同时采取以下措施：停止活动，卧床休息，立即服用阿司匹林200～300毫克，血压不低者可舌下含服硝酸甘油1片，若无缓解，5分钟后重复含服1片。家中有制氧机可自行吸氧。

（赵洛沙）

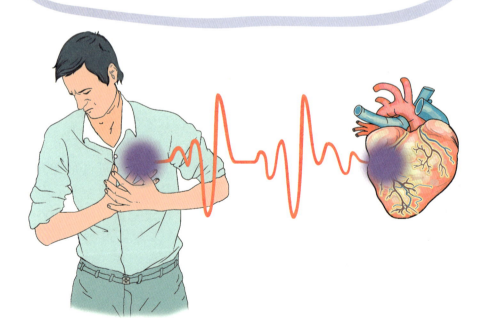

高血压患者需要抗血小板治疗吗？ 26

　　高血压伴有动脉粥样硬化性心血管疾病（ASCVD）的患者，推荐应用抗血小板治疗。对于未合并 ASCVD 的高血压患者，如果存在心脑血管疾病高风险，使用小剂量阿司匹林可降低心脑血管事件的风险，是否选择抗血小板治疗需要临床医师认真评估抗血小板治疗的获益和风险后决定。目前常用的抗血小板药物包括阿司匹林、氯吡格雷、替格瑞洛。阿司匹林通过抑制血小板聚集发挥抗血栓作用，是抗血小板治疗的首选药物。

　　　　　　　　　　　　　　　　　（刘梅林　杜佳丽）

高血压患者应用抗血小板药物时 27
有哪些注意事项？

　　高血压患者长期应用抗血小板药物需注意排查是否有以下出血高危因素：65 岁以上，有出血病史，合并消化道疾病、严重肝肾疾病、出血性疾病，同时服用类固醇激素、抗凝药或非甾体抗炎药，嗜酒，等等。如果是出血高危患者应谨慎接受抗血小板治疗，处理可纠正的出血危险因素，如控制血压、戒酒、筛查并治疗幽门螺杆菌感染、预防性应用质子泵抑制剂等保护胃黏膜药物，用药过程中监测出血倾向及不良反应。

　　　　　　　　　　　　　　　　　（刘梅林　杜佳丽）

28 如何对高血压患者进行长期随访管理？

（1）未达标患者：每2~4周进行一次随访，内容包括检测血压、心率、心律，生活方式评估及建议，服药情况。调整治疗直至血压达标。

（2）已达标患者：每3个月进行一次随访，内容包括有无需要再住院的新发合并症，检测血压、心率、心律，超重或肥胖者应监测体重及腰围，生活方式评估及建议，了解服药情况，必要时调整治疗。

（3）年度评估：除上述随访内容外，还需再次测量体重、腰围，并进行必要的辅助检查，即血常规、尿常规、生化、心电图。有条件者，可选做动态血压监测、超声心动图、颈动脉超声、尿白蛋白/肌酐、胸片、眼底检查等。

健康的生活方式是基础，合理用药是血压达标的关键，两者相结合，定期进行随访才能长期有效控制高血压。

（韩清华　田　晶）

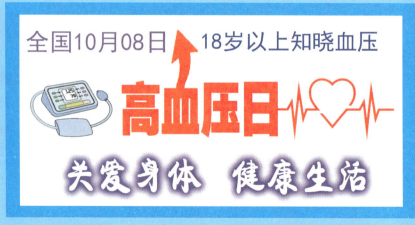

如何管理儿童青少年高血压患者？ 29

　　绝大多数患儿通过改善生活方式就可降压达标：饮食方面要限制每天的总热量，少吃肉、甜食、油炸食品，少喝饮料；限制看电视、玩手机、玩电脑等静坐的时间，鼓励多进行户外运动；保证每天的睡眠时间和质量。对于改善生活方式后血压仍高的儿童，要到医院做进一步检查，以排除继发性高血压，并采取积极的治疗措施。

（李　平　肖凡凯）

高血压疫苗可以预防高血压吗？ 30

　　听说高血压疫苗快要上市了，很多高血压患者都在问："高血压疫苗可以预防高血压吗？""如果真的发明了高血压疫苗，是不是打一针疫苗之后就不用吃降压药了呢？"高血压疫苗作为一种治疗性疫苗目前尚不能预防高血压，但极有可能成为高血压未来防治的新策略，用来解决高血压治疗依从性差的全球性难题。它可以替代部分降压药物；每间隔1~3个月注射一次即可，改善高血压患者治疗的依从性；能够预防不正规服药，如漏服、错服药物，避免相应的药物不良反应。

（李　平　肖凡凯）

附录一　不同体力活动形式消耗热量参考表

运动项目	30分钟的能量消耗/kcal
静坐、看电视、看书、聊天、写字、玩牌	30～40
轻家务活动:编织、缝纫、清洗餐桌、打扫房间、跟孩子玩（坐位）	40～70
散步（1.6千米/小时）、跳舞（慢速）、体操、骑车（8.5千米/小时）、跟孩子玩（站立位）	100
步行上学或上班、打乒乓球、游泳（20米/分）、骑车（10千米/小时）	125
快步走（100～200米/分）	175
打羽毛球、打排球（中等强度）、打太极拳、跟孩子玩（走、跑）	150
擦地板、快速跳舞、打网球（中等强度）、骑车（15千米/小时）	180
打网球、爬山（5%坡度）、一般慢跑、打羽毛球比赛、滑冰（中等强度）	200
一般跑步、跳绳（中速）、仰卧起坐、游泳、骑车（19～22千米/小时）、山地骑车	200~250
上楼、游泳（50米/分）、骑车（22～26千米/小时）、跑步（160米/分）	300

附录二　非药物治疗目标及措施

内容	目标	措施
减少食盐摄入	每人每日食盐量逐步降至 5 克	（1）日常生活中食盐主要来源为烹饪用盐及腌制、卤制、泡制的食品，应尽量少用上述高盐食品 （2）建议在烹调时尽可能用量具称量加用的食盐量，如特制的盐勺；如普通啤酒瓶盖去掉胶皮垫后水平装满可盛 6 克食盐 （3）用替代产品，如代用盐、食醋等 （4）宣传高盐饮食的危害，高盐饮食者易患高血压
合理饮食	减少膳食脂肪，营养均衡，控制总热量	（1）总脂肪占总热量的比率＜30%，饱和脂肪＜10%，每日食油＜25 克；每日瘦肉类 50～100 克；奶类每日 250 克 （2）蛋类每周 3～4 个，鱼类每周 3 次左右，少吃糖类和甜食 （3）新鲜蔬菜每日 400～500 克，水果 100 克 （4）适当增加纤维素摄入
规律运动	强度：中等 频次：每周 5～7 次 持续时间：每次持续 30 分钟左右，或累计 30 分钟	（1）运动的形式可以根据自己的爱好灵活选择 （2）步行、快走、慢跑、游泳、练养生功、打太极拳等项目均可 （3）运动的强度可通过心率来反映，运动时上限心率＝170－年龄 （4）对象为没有严重心血管病的患者 （5）应注意量力而行，循序渐进 （6）一次运动时间不足 30 分钟，可以累计
控制体重	BMI（体重指数）＜24 千克/平方米 腰围：男性＜90 厘米；女性＜85 厘米	（1）减少油脂性食物摄入 （2）减少总热量摄入 （3）增加新鲜蔬菜和水果的摄入 （4）增加足够的活动量，至少保证每天摄入能量与消耗能量的平衡 （5）肥胖者若非药物治疗效果不理想，可考虑辅助用减肥药物 （6）宣传肥胖的危害，肥胖者易患高血压和糖尿病

附录三 中国儿童高血压评价标准

单位：mmHg

年龄/岁	男		女	
	收缩压	舒张压	收缩压	舒张压
3	105	69	104	68
4	107	70	105	69
5	110	71	107	71
6	112	73	110	72
7	115	74	112	73
8	117	76	115	74
9	119	77	117	76
10	120	78	118	77
11	122	78	121	77
12	124	78	122	78
13	125	79	123	78
14	127	79	123	78
15	129	79	123	78
16	130	79	123	78
17	132	80	124	78

附录四 常用口服降压药

口服降压药	分类	剂量（毫克/天）	分服次数	主要不良反应	部分药物商品名
钙拮抗剂					
	二氢吡啶类			踝部水肿，头痛，潮红	
	氨氯地平	2.5～10	1		安内真、络活喜
	硝苯地平	10～30	2～3		心痛定
	缓释片（I、II）	10～20	2		圣通平、伲福达、乐欣平
	缓释片（III）	30～60	1		久保平
	控释片	30～60	1		拜新同、欣然
	左旋氨氯地平	1.25～5	1		玄宁、施慧达
	非洛地平缓释片	2.5～10	1		波依定、康宝德维
	拉西地平	4～8	1		司乐平、乐息平

续表

口服降压药	分类	剂量（毫克/天）	分服次数	主要不良反应	部分药物商品名
	尼卡地平	40～80	2		
	尼群地平	20～60	2～3		
	贝尼地平	4～8	1		
	乐卡地平	10～20	1		
	非二氢吡啶类			房室传导阻滞，心功能抑制	
	维拉帕米	40～120	2～3		异搏定
	维拉帕米缓释片	120～240	1		
	地尔硫䓬	90～360	3～4		合心爽
	地尔硫䓬缓释片	90～360	1～2		合贝爽、恬尔心
利尿剂				血钾减低，血钠减低，血尿酸升高	
	噻嗪类利尿剂				
	氢氯噻嗪	6.25～25	1		双氢克尿塞
	氯噻酮	12.5～25	1		

续表

口服 降压药	分类	剂量 （毫克/天）	分服 次数	主要不 良反应	部分药物 商品名
	吲达帕胺	0.625～2.5	1		钠催离、寿比山
	吲达帕胺缓释片	1.5	1		
	袢利尿剂			血钾减低	
	呋塞米	20～80	2		速尿
	保钾利尿剂			血钾升高	
	阿米洛利	5～10	1～2		异搏定
	氨苯蝶啶	25～100	1～2		
醛固酮拮抗剂					
	螺内酯	20～40	1～3	血钾升高，男性乳房发育	安体舒通
	依普利酮	50～100	1～2	血钾升高	
β受体阻滞				支气管痉挛，心功能抑制	
	比索洛尔	2.5～10	1		康忻、康可、博苏、洛雅
	美托洛尔	25～100	2		倍他乐克

续表

口服降压药	分类	剂量（毫克/天）	分服次数	主要不良反应	部分药物商品名
	美托洛尔缓释片	47.5～190	1		倍他乐克缓释片
	阿替洛尔	12.5～50	1～2		氨酰心安
	普萘洛尔	30～90	2～3		心得安
	倍他洛尔	5～20	1		
α－β受体阻滞剂				直立性低血压，支气管痉挛	
	拉贝洛尔	200～600	2		
	卡维地洛	12.5～50	2		达利全、金络
	阿罗洛尔	10～20	1～2		阿尔玛尔
α受体阻滞剂				直立性低血压	
	哌唑嗪	1～10	2～3		
	特拉唑嗪	1～20	1～2		
血管紧张素转化酶抑制剂				咳嗽，血钾升高，血管性水肿	
	卡托普利	25～300	2～3		开搏通

续表

口服降压药	分类	剂量（毫克/天）	分服次数	主要不良反应	部分药物商品名
	依那普利	2.5～40	2		悦宁定
	贝那普利	5～40	1～2		洛汀新
	赖诺普利	2.5～40	1		捷赐瑞
	雷米普利	1.25～20	1		瑞泰
	福辛普利	10～40	1		蒙诺
	西拉普利	1.25～5	1		抑（一）平舒
	培哚普利	4～8	1		雅士达、雅施达
	咪达普利	2.5～10	1		达爽
血管紧张素受体Ⅱ拮抗剂				血钾升高，血管性水肿（罕见）	
	氯沙坦	25～100	1		科素亚
	缬沙坦	80～160	1		代文
	厄贝沙坦	150～300	1		安博维
	替米沙坦	20～80	1		安内强、美卡素、苏和
	坎地沙坦	4～32	1		必洛斯
	奥美沙坦	20～40	1		奥坦

注:降压药使用方法详见官方批准的有关药物使用说明书。

附录五 五步戒烟干预法

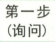

第一步（询问）

吸烟否

→ 吸烟

→ 不吸

第二步（劝告）

以清晰、强烈和个性化的方式提出戒烟建议
·吸烟会增加患心肌梗死和脑卒中的危险，害己害人
·戒烟是你能做的保护心血管和健康的最重要措施之一，你必须从现在开始戒烟

提供烟草有害健康的信息（散页、小册子等)

第三步（评估）

你现在愿意尝试戒烟吗？

是

否

第四步（帮助）

帮助制订戒烟计划
·确定戒烟日期
·告诉家庭成员和朋友
·扔掉香烟和能引诱你吸烟的器具
·营造无烟环境，远离吸烟场所

提供关于吸烟有害健康的信息（小册子、散页等)

第五步（随访）

安排随访
·帮助解决有关问题
·如戒烟成功，则祝贺并加强信念
·如失败，应加强随访和家庭支持

注:第1次随访最好在第1周内，并在第1个月内安排第2次随访。以后每个月随访1次（共4个月），1年后作出评价。如果随访有困难，则在每次量血压时予以戒烟咨询。

附录六 基层高血压降压药物选用参考方案（范例）

对象	第一套选用方案（价廉）	第二套选用方案
1级高血压	（1）尼群地平 10 毫克，每日 2～3 次 （2）依那普利 10 毫克，每日 1 次 （3）硝苯地平 10～20 毫克，每日 2～3 次 （4）复方降压片 12 片，每日 2～3 次 （5）卡托普利 12.5～25 毫克，每日 2～3 次 （6）降压 0 号 1 片，每日 1 次 （7）氢氯噻嗪 12.5 毫克，每早 1 次 （8）吲达帕胺 1.25～2.5 毫克，每日 1 次 （9）美托洛尔 12.5～25 毫克，每日 1～2 次 （10）复方卡托普利 1～2 片，每日 2 次 （11）珍菊降压片 1～2 片，每日 2～3 次	（1）硝苯地平控释片 30 毫克，每日 1 次 （2）氨氯地平 2.5～5 毫克，每早 1 次 （3）非洛地平缓释片 5 毫克，每早 1 次 （4）拉西地平 4 毫克，每日 1 次 （5）硝苯地平缓释片 10 毫克，每日 1～2 次 （6）氯沙坦 50～100 毫克，每日 1 次 （7）缬沙坦 80～160 毫克，每日 1 次 （8）替米沙坦 40～80 毫克，每日 1 次 （9）比索洛尔 2.5～5 毫克，每日 1 次 （10）左旋氨氯地平 2.5 毫克，每早 1 次 （11）贝那普利 10～20 毫克，每日 1～2 次 （12）福辛普利 10 毫克，每日 1 次 （13）赖诺普利 5～10 毫克，每日 1 次

续表

对象	第一套选用方案（价廉）	第二套选用方案
2级高血压	（1）尼群地平 1020 毫克，每日 2 次 （2）依那普利 20 毫克，每日 2 次 （3）硝苯地平控释 30～60 毫克，每日 1 次 （4）氨氯地平 5 毫克，每早 1 次 （5）左旋氨氯地平 25～5 毫克，每早 1 次 （6）降压 0 号 1～2 片，每日 1 次 （7）贝那普利 20 毫克，每日 1～2 次 （8）硝苯地平缓释片 20 毫克，每日 2 次 （9）替米沙坦 80 毫克，每早 1 次 （10）缬沙坦 160 毫克，每早 1 次 （11）氯沙坦 100 毫克，每日 1 次 （12）拉西地平 4～8 毫克，每日 1 次	（1）氨氯地平 2.5～5 毫克+替米沙坦 40 毫克，每早 1 次 （2）硝苯地平控释片 30 毫克+坎地沙坦 28 毫克，每日 1 次 （3）非洛地平缓释片 5 毫克+氢氯噻嗪 12.5 毫克，每日 1 次 （4）贝那普利 10 毫克+氢氯噻嗪 12.5 毫克，每早 1 次 （5）拉西地平 4 毫克 + 美托洛尔 12.5～25 毫克，每日 1 次 （6）氨氯地平 2.5～5 毫克+复方阿米洛利半片，每早 1 次 （7）尼群地平 20 毫克+卡托普利 25 毫克，每日 1～2 次 （8）硝苯地平控释片 30 毫克+氢氯噻嗪 12.5 毫克，每日 1 次 （9）氯沙坦 50 毫克+氢氯噻嗪 12.5 毫克，每早 1 次 （10）缬沙坦 80 毫克+氢氯噻嗪 12.5 毫克，每早 1 次 （11）厄贝沙坦 150 毫克+氢氯噻嗪 12.5 毫克，每早 1 次 （12）左旋氨氯地平 5 毫克+卡托普利 25 毫克，每日 1 次

续表

对象	第一套选用方案（价廉）	第二套选用方案
2级高血压	（13）非洛地平缓释片5～10毫克，每早1次 （14）比索洛尔 5～10毫克，每日1次 （15）福辛普利 20毫克，每日1次 （16）赖诺普利 10～20毫克，每日1次	（13）比索洛尔2.5毫克+氨氯地平5毫克，每早1次 （14）培哚普利 4毫克+达帕胺1.25毫克，每早1次 （15）缬沙坦80毫克+氨氯地平5毫克，每早1次 （16）非洛地平缓释片5毫克+依那普利10毫克，每日1次 （17）贝那普利10毫克+氨氯地平2.5毫克，每日1次
3级高血压	（1）氨氯地平5毫克+替米沙坦80毫克，每早1次 （2）贝那普利10毫克+氨氯地平5毫克，每日1次 （3）非洛地平缓释片5～10毫克+氢氯噻嗪12.5毫克，每日1次 （4）硝苯地平控释片30～60毫克+氢氯噻嗪12.5毫克，每日1次 （5）氨氯地平5毫克+复方阿米洛利1片，每早1次 （6）赖诺普利10毫克+氢氯噻嗪12.5毫克，每日1次 （7）拉西地平4毫克+依那普利20毫克，每日1次	（1）非洛地平缓释片5～10毫克+美托洛尔12.5毫克，每早1次 （2）缬沙坦160毫克+氨氯地平5毫克，每日1次 （3）硝地平控释片30～60毫克+坎地沙坦8毫克，每日1次 （4）氨氯地平5毫克+培哚普利4毫克，每早1次 （5）比索洛尔5毫克+氨氯地平5毫克，每日1次 （6）左旋氨氯地平 5毫克+氢氯噻嗪12.5毫克，每早1次 （7）氯沙坦100毫克+氨氯地平5毫克，每日1次 （8）福辛普利 20毫克+氨氯地平5毫克，每日1次

附录七　降压药固定配方复方制剂

复方制剂	主要组分 剂量/毫克	片/次	次/天	相应不良 反应	部分药 物商品 名
复方利血平氨苯蝶啶片	利血平 0.1/ 氨苯蝶啶 12.5/ 氢氯噻嗪 12.5/ 双肼屈嗪 12.5	1~2	1	消化性溃疡	北京降压 0 号
复方利血平片	利血平 0.032/ 氢氯噻嗪 3.1/ 双肼屈嗪 4.2/ 异丙嗪 2.1	1~3	2~3	消化性溃疡，困倦	复方降压片
氯沙坦钾/ 氢氯噻嗪	氯沙坦钾 50/ 氢氯噻嗪 12.5	1	1	偶见血管神经水肿，血钾异常	海捷亚
	氯沙坦钾 100/ 氢氯噻嗪 12.5	1	1		
缬沙坦/ 氢氯噻嗪	缬沙坦 80/ 氢氯噻嗪 12.5	1~2	1	偶见血管神经水肿，血钾异常	复代文
厄贝沙坦/ 氢氯噻嗪	厄贝沙坦 150/ 氢氯噻嗪 12.5	1	1	偶见血管神经水肿，血钾异常	安博诺

续表

复方制剂	主要组分剂量/毫克	片/次	次/天	相应不良反应	部分药物商品名
替米沙坦/氢氯噻嗪	替米沙坦 40/氢氯噻嗪 12.5	1	1	偶见血管神经水肿，血钾异常	
卡托普利/氢氯噻嗪	卡托普利 10/氢氯噻嗪 6	1～2	1～2	咳嗽，偶见血管神经水肿，血钾异常	
复方阿米洛利	阿米洛利 2.5/氢氯噻嗪 25	1	1	血钾异常，尿酸升高	安利亚、武都力
贝那普利/氢氯噻嗪	贝那普利 10/氢氯噻嗪 12.5	1	1	咳嗽，偶见血管神经水肿，血钾异常	
培哚普利/吲达帕胺	培哚普利 4.0/吲达帕胺 1.25	1	1	咳嗽，偶见血管神经水肿，血钾异常	
氨氯地平/缬沙坦	氨氯地平 5/缬沙坦 80	1	1	头痛，踝部水肿，偶见血管神经水肿	倍博特
氨氯地平/贝那普利	氨氯地平 5/贝那普利 10	1	1	头痛，踝部水肿，偶见血管神经水肿	

续表

复方制剂	主要组分剂量/毫克	片/次	次/天	相应不良反应	部分药物商品名
赖诺普利/氢氯噻嗪片	赖诺普利10/氢氯噻嗪12.5	1	1	咳嗽,血钾异常	
复方依那普利片	依那普利5/氢氯噻嗪12.5	1	1	咳嗽,偶见血管神经水肿,血钾异常	
尼群地平/阿替洛尔	尼群地10/阿替洛尔20	1	1~2	头痛,踝部水肿,支气管痉挛,心动过缓	尼群洛尔
	尼群地5/阿替洛尔	1~2	1~2		
依那普利/叶酸片	依那普利10/叶酸0.8	1~2	1~2	咳嗽,恶心,偶见血管神经水肿	依叶片
氨氯地平/阿托伐他汀	氨氯地平5/阿托伐他汀10	1	1	头痛,踝部水肿,肌肉疼痛,转氨酶升高	多达一

注:降压药使用方法详见官方批准的有关药物使用说明书。

参考文献

［1］葛均波，徐永健，王辰. 内科学［M］. 9版. 北京：人民卫生出版社，2018.
［2］刘力生. 中国高血压指南汇编［M］. 北京：科学出版社，2019.
［3］高传玉，李平，邵凤民. 心脏病学进展2021［M］. 北京：科学技术文献出版社，2021.
［4］国家心血管病中心. 中国心血管健康与疾病报告2021［M］. 北京：科学出版社，2022.
［5］马长生. 健康大百科高血压防治篇［M］. 北京：科学出版社，2014.
［6］金观源. 高血压的魔咒［M］. 北京：中国科学技术出版社，2011.
［7］胡大一. 心脏康复［M］. 北京：人民卫生出版社，2018.